mensch & tier

Hildegard Kiehne

Schatzkiste Reiten, Führen, Voltigieren

Lustige Spiele und Übungen mit Kindern

3. Auflage
Mit 85 Abbildungen und 16 Kopiervorlagen
Mit Online-Zusatzmaterial

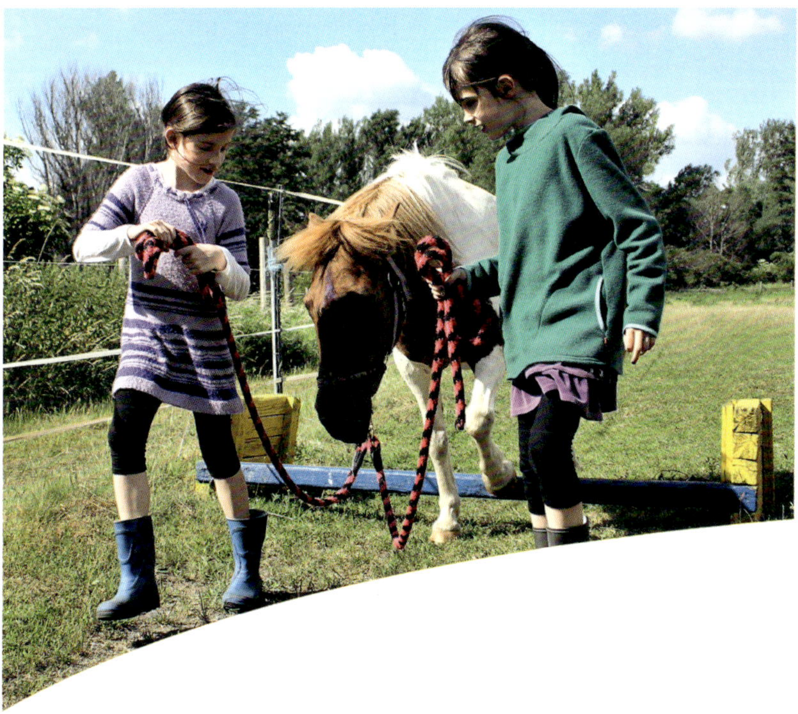

Ernst Reinhardt Verlag München

Hildegard Kiehne ist staatlich geprüfte Erzieherin, heilpädagogische Reittherapeutin, psychologische Beraterin, Personal-Coach, Tierpsychologin, Schulmediatorin und Traumapädagogin. Sie leitet das Tierhaus Harz und arbeitet als selbständige Reittherapeutin sowie als pferdegestützter Coach.

Das Praxisseminar zum Buch „Schatzkiste Reiten, Führen, Voltigieren“, andere Lehrgänge zur pferdegestützten Arbeit und Infos zur Weiterbildung zum Pferde-Kinder-Coach finden Sie unter folgendem Link: www.das-tierhaus-harz.de/lehrgänge-mit-tieren/

Bibliografische Information der Deutschen Nationalbibliothek

Die Deutsche Nationalbibliothek verzeichnet diese Publikation in der Deutschen Nationalbibliografie; detaillierte bibliografische Daten sind im Internet über <http://dnb.d-nb.de> abrufbar.

ISBN 978-3-497-03089-7 (PRINT)
ISBN 978-3-497-61541-4 (PDF-E-Book)
ISBN 978-3-497-61542-1 (EPUB)
3. Auflage

Printed in EU
Covermotiv und Fotografien im Innenteil unter Verwendung von Fotos von Katrin Kiehne, Halle (Saale).

Ernst Reinhardt Verlag, Kemnatenstr. 46, D-80639 München
Net: www.reinhardt-verlag.de E-Mail: info@reinhardt-verlag.de

Inhalt

Online-Zusatzmaterial

Alle Kopiervorlagen im Buch und weitere Zusatzmaterialien stehen auf der Homepage des Ernst Reinhardt Verlages unter www.reinhardt-verlag.de/de/downloads/ als Download zur Verfügung. Die Hinweise auf das Zusatzmaterial sind im Buch orange eingefärbt. Das Zusatzmaterial ist passwortgeschützt, das Passwort zum Öffnen der Dateien finden Sie am Ende des Buches.

Was lieben Kinder an Pferden?

- Sie schenken bedingungslose Liebe.
- Sie nehmen uns so, wie wir sind. Ihnen ist es egal, ob jemand ein Handicap hat oder welche Klamotten getragen werden.
- Sie nörgeln, petzen und verurteilen nicht.
- Sie sind ehrlich und authentisch.
- Sie sind große, starke, warme Freunde und Beschützer.
- Sie tragen uns – und ertragen uns.
- Sie lassen uns über uns selbst hinauswachsen.
- Sie sind stumme Tröster.
- Sie verstehen uns ohne Worte.

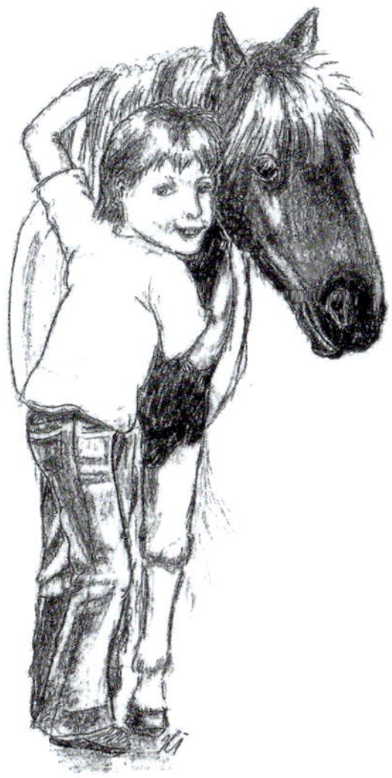

Einleitung

Tiere können uns etwas beibringen.

„Sie helfen uns, etwas über uns selbst zu lernen, indem sie unsere Aktionen durch ihr Verhalten widerspiegeln. Sie lehren uns, wieder Verbindung zur natürlichen Welt aufzunehmen. Und eine der wichtigsten Lehren, die wir von ihnen erhalten, ist, zu lernen, auf die Art und Weise zu lieben, wie sie es tun – und zwar bedingungslos. Meine Hoffnung ist es, dass Sie eine innige Verbindung zu Ihren tierischen Gefährten spüren, sondern auch großen Respekt für alle Lebewesen, für die Umwelt und das Leben im Allgemeinen empfinden" (Gurney 2015, 28).

Tiere sind sowohl Familienmitglieder, als auch Lehrmeister und Arbeitskollegen für mich, in einer Arbeit, für die ich brenne und die mich begeistert.

Tiere habe ich schon immer geliebt, aber seitdem ich mit ihnen lebe und arbeite, erkenne ich erst den unschätzbaren Wert, den sie für uns Menschen haben. In den Tieren steckt so viel mehr, als wir Menschen in ihnen oft sehen und mich rührt ihr bedingungsloses Vertrauen in uns, dessen wir uns häufig wenig würdig erweisen. Mich rührt auch ihre große Liebe, mit der sie uns umgeben und begleiten. Ich bewundere ihre Sensibilität, mit der sie in unsere Herzen sehen, uns so erkennen und annehmen, wie wir sind, mit all unseren Handicaps, Eigenarten und Befindlichkeiten. Ich kann nicht anders, als sie mit Liebe und Achtung zu sehen und zu behandeln und ich wünsche mir sehr, dass auch andere Menschen, die mit ihnen zu tun haben, sie so sehen können, wie ich es gelernt habe. Das haben sie verdient!

Als ich 2001 anfing, als heilpädagogische Reittherapeutin zu arbeiten, fand ich in der einschlägigen Fachliteratur zwar etliche gute Bücher mit vielen theoretischen Abhandlungen, in denen ganz richtig beschrieben stand, wie hilfreich die pädagogische und therapeutische Arbeit mit Pferden für Kinder ist. Ich fand aber zu dieser Zeit wenige Bücher, die auch ganz konkrete praktische Ratschläge enthielten. So begann ich, in Weiterbildungen und in pädagogischer und therapeutischer Fachliteratur nach weiteren Ideen zu suchen. Ich legte eine Material- und Ideensammlung an, recherchierte, probierte aus, entwickelte weiter. So entstand dieses Buch, das in drei Teile untergliedert ist:

Der erste Teil steckt voller Übungen, mit deren Hilfe die Kinder Fähig- und Fertigkeiten im Umgang mit dem Pferd erlernen und festigen können.

Im zweiten Teil ist eine Vielzahl von Spielen enthalten, bei denen die Kinder untereinander Kontakte knüpfen (z.B. beim Interviewspiel), miteinander in Wettstreit treten (z.B. durch die Ritterspiele) oder einfach nur zusammen Spaß haben können. Weil mir und meinen HelferInnen der achtsame Umgang mit dem Pferd sehr wichtig ist, liegt bei unseren Spielen der Fokus nicht auf Schnelligkeit, sondern eher auf Kommunikation, Geschicklichkeit und Spaß!

Abgerundet werden die ersten beiden praktischen Teile durch einen Theoriepart mit besonderen Hinweisen für die pferdegestützte Arbeit mit Kindern.

Ebenso gibt es eine Vielzahl an Urkunden und Pässen als Kopiervorlagen, mit welchen die erfolgreiche Ausführung der Übungen in verschiedenen Schwierigkeitsgraden und die Teilnahme an den Spielen gewürdigt werden kann. Es stärkt das Selbstbewusstsein der Kinder sehr, wenn sie stolz und voller Freude für eine gelungene Übung eine Urkunde erhalten, auf der ihre Leistungen vermerkt und anerkannt wurden, die sie mitnehmen, herumzeigen und aufbewahren können.

Dieses Buch ist das Ergebnis jahrelanger praktischer Arbeit und ich wünsche mir sehr, dass es vielen Leuten, die mit Kindern und Pferden arbeiten – sei es beruflich, im Verein oder freizeitmäßig – helfen möge, diese Tätigkeit bunt, abwechslungsreich, respekt- und liebevoll zu gestalten. Es ist eine tolle, eine dankbare und erfüllende Aufgabe, mit Kindern und Pferden zu arbeiten und ich wünsche allen Betreffenden viel Freude, Kraft und Liebe dafür!

Thale, im Mai 2018
Hildegard Kiehne vom Tierhaus

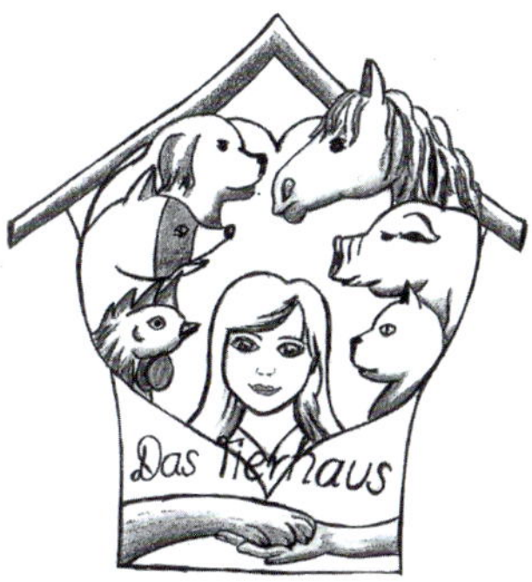

Übungen für Spaß und Spiel mit Pferd

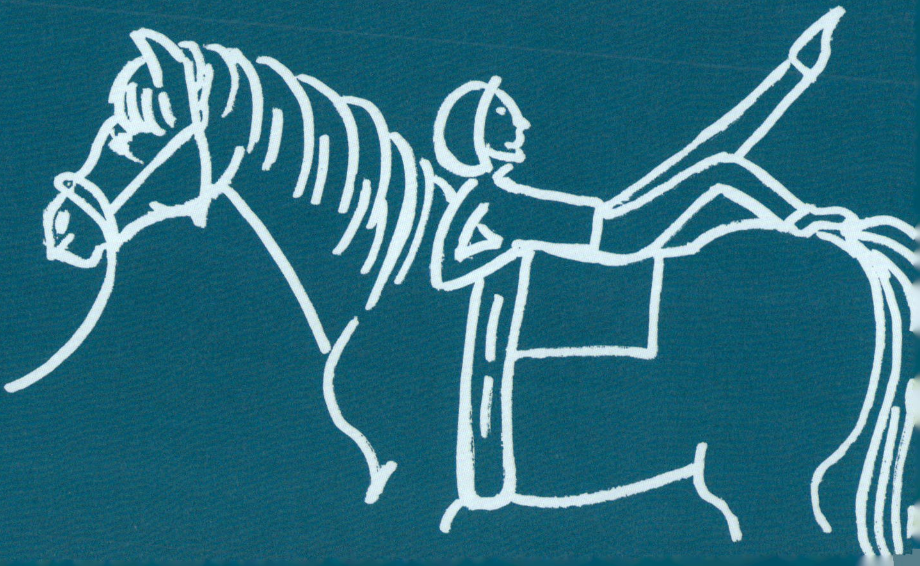

1 Die Vorbereitung: Arbeiten rund ums Pferd

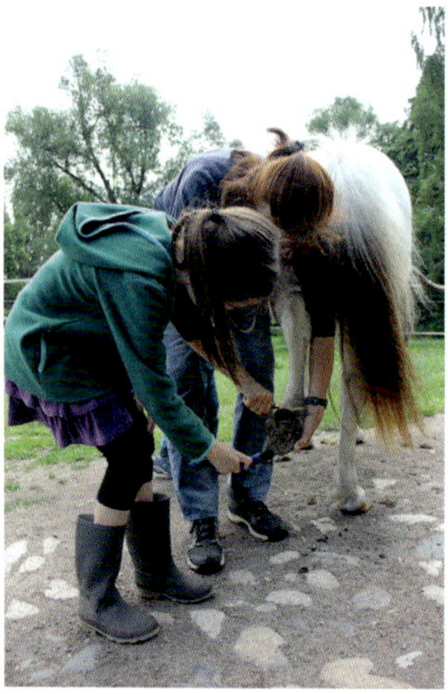

Abb. 1: Hufpflege

Die Vorbereitungszeit lässt sich für die pädagogische und therapeutische Arbeit sehr gut nutzen. Den Kindern sollte bewusst werden, dass die Pferde etwas für sie tun, wenn sie die Kinder tragen und das Putzen etwas ist, was sie im Gegenzug für die Pferde tun können. Deshalb ist es wichtig, sich für das Putzen Zeit zu nehmen, mit Liebe, Ausdauer und Sorgfalt bei der Sache zu sein und dem Pferd dabei Aufmerksamkeit und liebevolle Zuwendung zu schenken (Abb. 1).

> ! Dass ein Pferd kein Sportgerät, sondern ein fühlendes Wesen mit einem Bedürfnis nach Aufmerksamkeit und Zuwendung ist, sollten wir den Kindern auch bewusst machen.

Weiterhin kann man das Putzen des Pferdes nutzen, um eine Gesundheitskontrolle durchzuführen – eine **Checkliste** zum Kopieren ist im Anhang.

Um für unruhige, verhaltensauffällige Kinder oder Kinder mit Behinderungen (Kap. 16) diese Sequenz zu strukturieren, hat es sich bewährt, beim

Putzen immer nach demselben Schema vorzugehen. Zum Beispiel putzt man zuerst das Fell mit Striegel und Kardätsche, kämmt danach Mähne und Schweif und kratzt zuletzt die Hufe aus.

TIPP

Ich empfehle für die Arbeit mit Kindern, die Mähne und den Schweif nicht zu verlesen, sondern mit Plastik-Haarbürsten (in Drogerien für unter einem Euro erhältlich), zu kämmen (Abb. 2). Sie sind mit kleinen Kinderhänden gut zu halten, sind weich und nachgiebig und ziehen nicht so viele Haare aus dem Schweif.

Es ist auch darauf zu achten, dass die Kinder auch jene Stellen mitputzen, die nicht so bequem zu erreichen sind, wie z.B. den Bauch und die Beine des Pferdes, unter der Mähne usw.

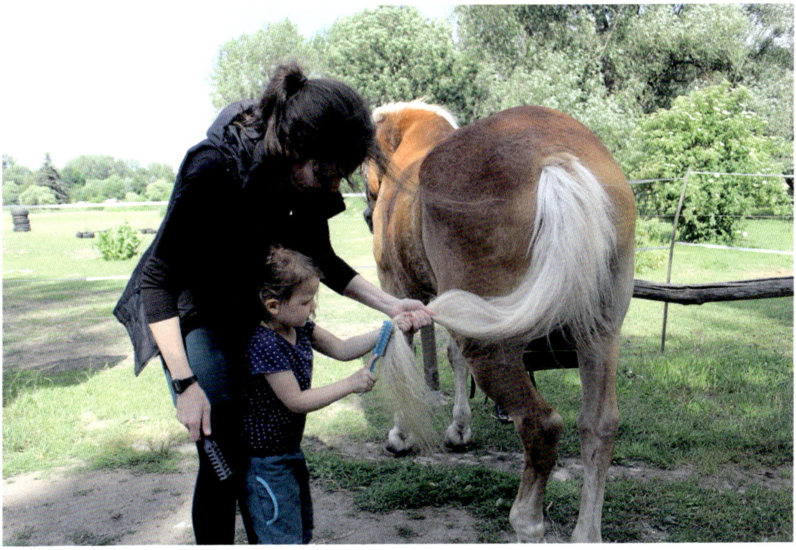

Abb. 2: Schweifpflege

Als Anreiz für eher unmotivierte Kinder, die dreimal über dieselbe Stelle bürsten und dann gleich fertig sind, kann man einen „**Putz-Pass**" oder „**Pferdepflege-Pass**" anbieten. Diesen bekommen die Kinder einmalig als

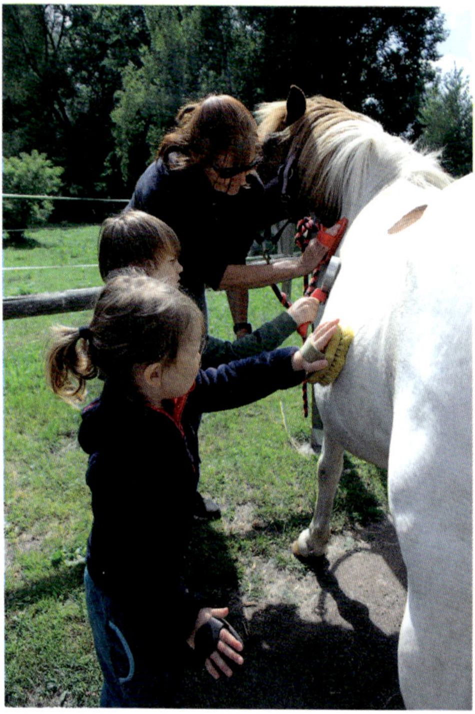

Abb. 3: Gemeinsame Fellpflege

„Auszeichnung" für geduldiges, gründliches Putzen überreicht.

Bei anderen Arbeiten rund ums Pferd, wie z.B. das Vorbereiten des Futters, das Füttern der Pferde, das Säubern und Einstreuen des Stalles, Fegen, Auslauf oder Weide absammeln, sind die Kinder in der Regel sehr hilfsbereit und mit Freude bei der Sache, wenn man folgende Dinge beachtet:

ReitlehrerInnen und BetreuerInnen ordnen nicht eine Aufgabe an und schauen dann zu, wie die Kinder arbeiten, sondern sie bitten die Kinder um Mithilfe und Unterstützung. Es ist selbstverständlich, dass sie selbst mitarbeiten (Abb. 3). Die Motivation erhöht sich beträchtlich, wenn die Kinder merken, dass den Betreuenden auffällt, wenn sich Eines besonders anstrengt und fleißig bei der Sache ist und dafür ein Lob bekommt.

TIPP

Ich lobe viel und bitte und danke recht häufig. Schließlich wollen wir mit den Kindern respektvollen Umgang üben und haben selber eine wichtige Vorbildfunktion. Für besondere Verdienste gibt es auch mal eine **Fleiß-Urkunde**.

2 Übungen zum Eingewöhnen und Kennenlernen

2.1 Übungen vom Boden aus

Die Idee dieses respektvollen, achtsamen Umgangs, ein Pferd zu begrüßen, zu fragen, ob es mit mir arbeiten möchte, ist ein wertvoller Ansatz – besonders, wenn einem daran gelegen ist, mit den Kindern soziale Kompetenzen zu üben.

TIPP

Diese Art zu arbeiten lernte ich bei meiner Ausbildung zur Heilpädagogischen Reittherapeutin auf dem Pferdehof „Maruschka" in Meuselko bei Kirsten Bruchhäuser kennen (www.reithof-maruschka.de, 09.05.2018).

Wenn man mit Kindern zu Pferden geht, werden sie dazu angehalten, das Pferd zu begrüßen und seine Reaktion auf die Begrüßung gut zu beobachten (Abb. 4).

Die Begrüßung des Pferdes erfolgt folgendermaßen: Das Kind steht seitlich vorne am Pferd und hält ihm seine Hand hin. Zusätzlich ist es günstig, dem Pferd auch verbal „Hallo" zu sagen und seinen Namen zu nennen. Dabei ist es die Aufgabe der Betreuenden, dem Kind Sicherheit zu geben, sowie die Reaktion des Pferdes als DolmetscherIn dem Kind zu „übersetzen".

TIPP

Wir erklären den Kindern, dass man auch auf diese Art das Pferd „fragen" kann, ob man es streicheln darf oder ob es einverstanden ist, wenn wir es zum Putzen und zum Reiten holen.

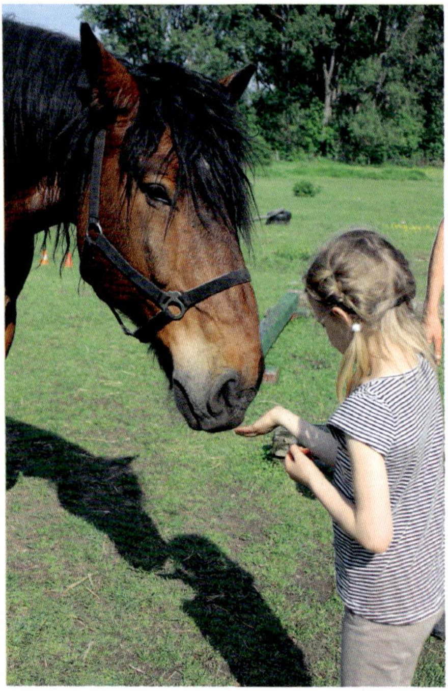

Abb. 4: Begrüßung

Folgende Reaktionen können den Kindern erklärt werden:

- Das Pferd schnuppert oder leckt an der Hand, das bedeutet „ja".
- Genauso verhält es sich, wenn das Pferd nach dem Schnuppern der Hand anfängt, zu kauen und zu lecken.
- Das Pferd wendet sich ab oder geht sogar weg. Das bedeutet: „Ich möchte jetzt nicht mit dir arbeiten, ich möchte auch nicht gestreichelt werden".
- Das Pferd legt die Ohren an und schnappt nach dem Kind. Das bedeutet: „Lass mich in Ruhe" oder sogar: „Wenn du mich nicht in Ruhe lässt, dann beiße ich dich"!
- Das Pferd wendet sich kurz zu, dann gleich wieder ab und/oder frisst weiter. Das könnte bedeuten: „Och nö, jetzt lieber nicht, ich habe eigentlich gerade was anderes zu tun".

Im gemeinsamen Umgang miteinander, sowohl zwischenmenschlich als auch beim Umgang zwischen Mensch und Tier, sind Respekt, Achtsamkeit und Akzeptanz wichtige Eigenschaften.

Das Medium Pferd eignet sich durch seine Größe, seine Stärke und sein Verhalten außerordentlich dafür, mit den Kindern respektvollen Umgang zu üben. Dazu gehört aber auch, dass man es nicht wie ein Sportgerät behandelt, sondern seine Bedürfnisse achtet und seine Grenzen respektiert. Hier eignet sich unter anderem diese Übung, das Pferd zu fragen, aber auch ein Nein vom Pferd zu akzeptieren.

Man könnte aber bei einem „Nein" des Pferdes versuchen, ihm ein Kompliment zu machen, etwa: „Hast du aber ein schönes weiches Fell" oder „Weißt du, wie sehr ich mich freue, dich zu sehen"? Natürlich sollte man auch fühlen, was man sagt oder denkt, denn Pferde haben ein feines Gespür für Schwingungen und Stimmungen. Weiterhin passend für erste Begegnungen (natürlich immer in Begleitung unter Anleitung), sind das „Begegnungsspiel" (Kap. 10), das gemeinsame Putzen und Massieren des Pferdes, ein kleiner Spaziergang oder eine einfache Führübung (z.B. wie vom **Pferde-Führer-Schein 1**).

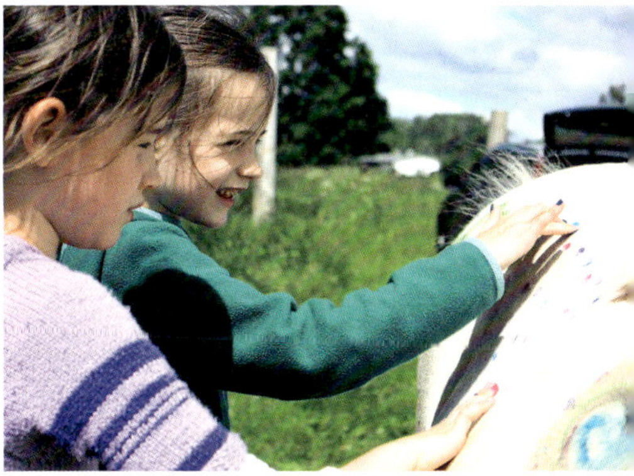

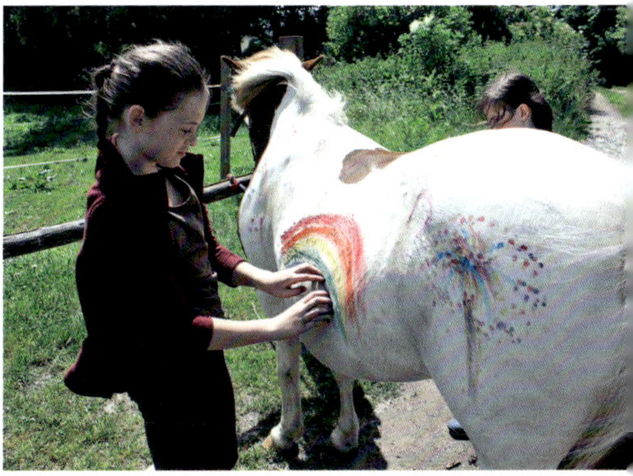

Abb. 5: Anmalen eines Pferdes

Eine gute Methode, Kinder und Pferde aneinander zu gewöhnen, ist auch das Anmalen der Pferde (Abb. 5) mit schadstofffreien Wasserfarben mit den Fingern.

Für die Sicherheit der Kinder und zur Vermeidung von Unfällen durch Missverständnisse ist es wichtig, die Pferdesprache verstehen zu lernen. Im Anhang befindet sich eine Kopiervorlage „**Pferdesprache**", welche man mit den Kindern erarbeiten sollte. Solches Zusatzmaterial zu verwenden, ist für Kinder abwechslungsreich und spannend, was die Aufmerksamkeit fördert. Weiterhin sollte man die Kinder immer wieder dazu anhalten, die Pferde zu beobachten, um deren Körpersprache besser verstehen zu lernen (Abb. 6).

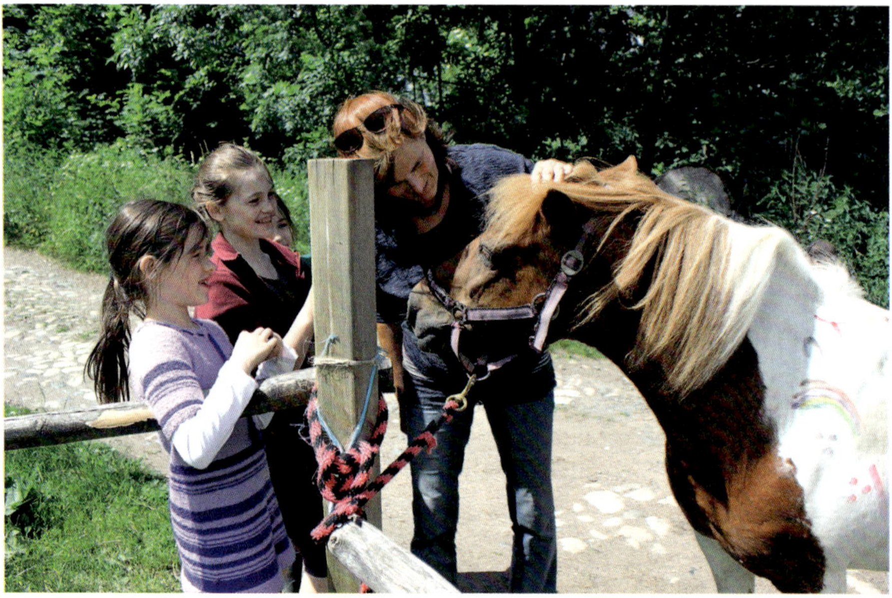

Abb. 6: Den Kindern die Pferdesprache zu erklären, ist sehr wichtig.

TIPP

Ein beliebtes Spiel bei uns ist auch, auf der Koppel oder im Auslauf von Pferd zu Pferd zu gehen, alle Pferde beim Begrüßen zu fragen: „Möchtest du heute mit mir arbeiten?", und sich dann für das Pferd zu entscheiden, welches am deutlichsten „Ja" gesagt hat.

2.2 Auf dem Pferderücken

Wenn Kinder zum ersten Mal auf dem Pferd sitzen oder auch zum Aufwärmen zu Beginn einer Reitstunde mit geübteren Kindern, bietet es sich an, mit kleinen Bewegungsübungen anzufangen:

- Spüre den Pferdeleib! Wie bewegt dich das Pferd?
- Lasse deine Arme hängen und mach dich schwer!
- Strecke deine Arme in Seithalte (Abb. 7)! Wer sehr mutig ist, macht mal ein kleines Stück die Augen zu (Abb. 8)!

- Schwinge mit deinen Beinen! Erst gleichzeitig, dann abwechselnd, als ob du gehst!
- Mache mit deinen Armen große Kreise!
- Mache mit deinen Füßen Kreise, sodass deine Fußspitzen in alle Richtungen schauen!
- Lege dich auf den Pferdehals und umarme dein Pferd!
- Beuge dich ganz weit nach vorne, so als ob du mit deiner Hand das Pferd zwischen den Ohren streicheln möchtest!
- Beuge dich ganz weit nach hinten und angele mit deiner Hand nach dem Pferdeschwanz!
- Beuge dich nach links und nach rechts/nach vorn und nach hinten. Der Po muss aber genau in der Mitte des Pferderückens sitzen bleiben!
- Mach dich gaaanz groß, wie ein Riese und dann gaaanz klein, wie ein Zwerg!

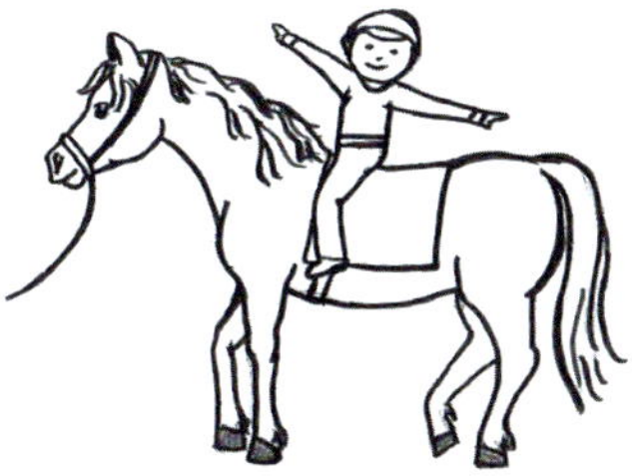

Abb. 7: Arme in Seithalte

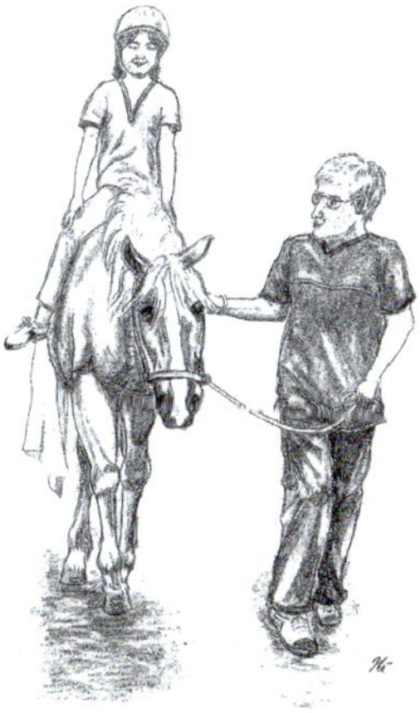

Abb. 8: Augen zu!

3 Reitübungen auf dem Pferd mit Hilfsmitteln

Bei Übungen mit Hilfsmitteln aller Art ist es wichtig, die Pferde vorher an die Materialien zu gewöhnen, um die Sicherheit der kleinen ReiterInnen nicht zu gefährden.

> **!** Es kann nicht oft genug erwähnt werden, dass das Pferd an jedes einzelne Material vorher gewöhnt werden muss, da man sonst womöglich einen Sturz der Kinder riskiert. Wenn ein Pferd vielleicht bereits einen Ball kennt, kann es vor einem Tuch trotzdem erschrecken!

Übungen mit Plüschtieren: Diese Übungen gestalten wir bevorzugt mit Kindergartenkindern. Der/die SpielleiterIn oder der/die PferdeführerIn hat auch ein Plüschtier in der freien Hand, damit er/sie die Übungen demonstrieren kann:

- Wir lassen unser Plüschtier Riesenrad fahren!
  – Armkreisen mit gestreckten Armen, beidseitig.
- Wir lassen unser Plüschtier Karussell fahren!
  – Das Plüschtier um den Körper herumgeben.
- Wir lassen unser Plüschtier weit hoch bis in den Himmel gucken, dann ganz tief bis unter den Pferdebauch!
  – Das Plüschtier ganz hoch über den Kopf, dann ganz hinunter, etwa auf Schuhhöhe heben, beidseitig.
- Wir lassen unser Plüschtier auf der Mähne erst mit der einen, dann mit der anderen Hand entlang spazieren und streicheln das Pferd damit zwischen den Ohren!
  – Das Kind soll sich dadurch weit nach vorne strecken.

- Wir halten uns mit einer Hand fest, beugen uns weit nach hinten und lassen unser Plüschtier den Pferdeschwanz angucken!
  – Das Kind soll sich dadurch weit nach hinten strecken.
- Wir lassen unser Plüschtier ein kleines Stück fliegen, es darf aber nicht runterfallen!
  – Das Plüschtier ein kleines Stück hochwerfen und wieder fangen.
- Für sattelsichere Kinder: Wer traut es sich, das Plüschtier beim Traben vor sich zu setzen und es da festzuhalten?

Übungen mit Tüchern: Man benötigt für alle ReiterInnen ein Tuch. Die Übungen werden abwechselnd mit beiden Armen ausgeführt:

- Arme kreisen
- winken
- das Tuch am nach oben gestreckten Arm im Wind wehen lassen
- das Tuch so tief wie möglich hängen lassen, sodass es eventuell mit einem Zipfel den Boden berührt
- das Tuch um den Körper herumgeben
- auf dem Pferdehals oder der Kruppe ausbreiten, dann wieder nehmen, sich mit dem Tuch weit nach vorn in Richtung Ohren, dann weit nach hinten in Richtung Pferdeschweif beugen

Übungen mit dem Ball: Für diese Übungen eignen sich kleinere, weiche Bälle, die von Kinderhänden gut gehalten werden können. Gut verwendbar sind z. B. Bälle, die mit Styroporkugeln oder mit Schaumstoff gefüllt sind. Bei der Arbeit mit Bällen müssen hier die Pferde zusätzlich zum Material auch daran gewöhnt sein, dass Bälle an ihnen vorbeifliegen, von ihrem Rücken aus geworfen und ihren ReiterInnen vom Boden aus zugeworfen werden. Es ist auch möglich, dass dabei ein Pferd mal von einem Ball getroffen wird. Auch daran sollte man die Pferde mit Geduld und viel Lob gewöhnen. Folgende Übungen können mit dem Ball gemacht werden:

- den Ball etwas hochwerfen, wieder auffangen
- der Ball wird von der Mitte aus geworfen und von dem/der ReiterIn aufgefangen
- den Ball um den Körper herumgeben
- den Ball auf dem Mähnenkamm Richtung Pferdeohren und wieder zurückrollen
- den Ball über die Kruppe Richtung Schweif und wieder zurück rollen
- den Ball am eigenen Bein herunter und wieder hoch rollen

- mit einem/einer NebenreiterIn Werfen und Fangen spielen
- den Ball hochwerfen, einmal klatschen, ihn wieder auffangen
- den Ball unterm Reiterbein durchgeben oder werfen

Übungen mit Reifen: Für diese Übungen eignen sich kleinere Gymnastikreifen:

- den Reifen beidseitig schwingen und kreisen
- das Kind legt sich den Reifen um und hebt ihn mit beiden Händen hoch und wieder herunter
- den Reifen an den Fuß hängen und schwingen lassen
- den Reifen um den Körper herumgeben
- den Reifen über den Kopf halten und ihn wie eine Blume im Wind hin und her bewegen
- sich mit dem Reifen zwischen den Händen weit nach vorne beugen
- sich mit dem Reifen in einer Hand weit zu einer Seite beugen und versuchen, ob der Reifen dabei den Boden berühren kann
- beim Überholen eines Pferdes mit dem Reifen das andere Kind „fangen"
- den Reifen dem Pferd um den Hals legen und versuchen, dem/der PferdeführerIn vorsichtig beim Lenken zu helfen (wie beim Reiten mit Halsring)

4 Führübungen

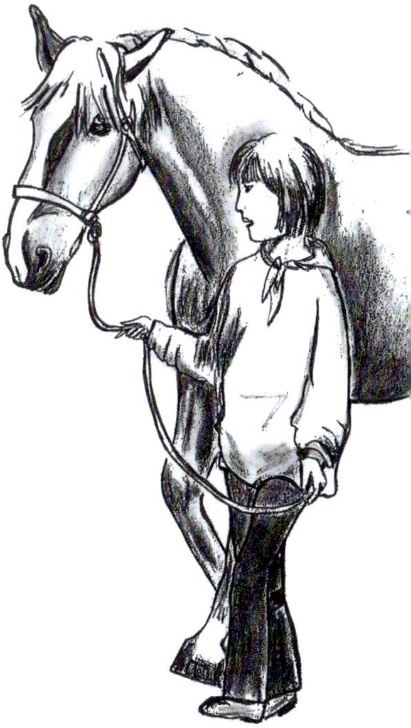

Abb. 9: Führübungen

Führübungen sollten bei der Arbeit mit den Kindern ein fester Bestandteil sein (Abb. 9). Sie bieten vielfältige Möglichkeiten für die Entwicklung der Persönlichkeit und diverser sozialer Kompetenzen, wie auf den Anderen zu achten, sich auf Andere einstellen, vertrauenswürdig oder verantwortungsvoll sein. Das Pferd wird dem Kind motiviert folgen, wenn es diesem gelingt, sich als Leittier zu präsentieren. Dazu gilt es, verschiedene Fertigkeiten zu entwickeln, wie Handlungen planen, Zielstrebigkeit, mutiges Vorangehen oder klares, entschlossenes und sicheres Auftreten. Grundvoraussetzung ist natürlich, dass das Pferd die Führhilfen kennt und befolgt.

Auch das Kind sollte die Technik des Führens kennengelernt haben. Kleineren Kindern können diese beigebracht werden, indem sie sich gegenseitig führen (Abb. 10). Jeder/jede ist mal „Pferd" und mal PferdeführerIn. Nach erfolgreicher Übung wird gewechselt.

Bei älteren Kindern genügt es meist, wenn man die Hilfen beim Führen erklärt und demonstriert.

Eine Führübung beginnt mit der Planung und dem Aufbau eines Parcours. Es ist günstig, wenn sich die Kinder daran beteiligen, denn eine wichtige Kompetenz, die man dabei entwickeln kann, ist die Fähigkeit, etwas zu planen und es dann zielstrebig durchzuführen. Dazu gehört auch, dass sich die Kinder unmittelbar vor Beginn der Führübung ganz genau überlegen, in welcher Reihenfolge sie die unterschiedlichen Stationen des Parcours passieren wollen. Ein Pferd merkt sehr genau, wenn der Führende planlos ist und es wird dann höchstwahrscheinlich sehr bald selbst die Führung übernehmen. Wichtig ist es, gerade für Kinder, die ein

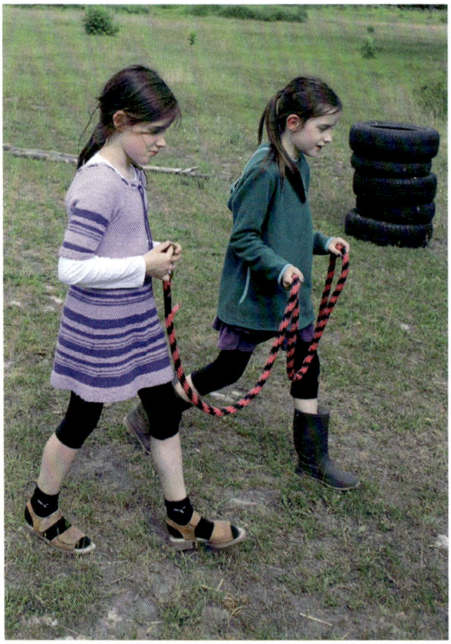

Abb. 10: Kinder führen sich gegenseitig

Pferd führen, im dominanten Bereich zu gehen. Dieser befindet sich seitlich vor dem Pferd (Abb. 11).

Es empfiehlt sich, dem Kind zu erklären: „Geh etwas vor dem Pferd, denn du musst ihm den Weg zeigen. Bleib ein bisschen an der Seite, damit es dir nicht in die Hacken tritt"! Wichtig ist es auch, mit dem Kind zu üben, wie es laufen soll. Wer ängstlich trippelt, unsicher in sich zusammensinkt und beim Anhalten dem Pferd vielleicht das richtige Signal gibt, aber selbst dabei weiterläuft, braucht sich nicht wundern, wenn man in den Augen des Pferdes kein Leittier ist. Den Kindern ist also bewusst zu machen: „Wie sieht es aus, wenn jemand geht, der sehr unsicher und ängstlich ist? Und wie geht jemand, der selbstbewusst, entschlossen und mutig ist?" Dabei sollen die Kinder üben, aufrechtzugehen, dabei gut geerdet zu sein, gleichmäßig zu atmen und entschlossen und zielstrebig voranzuschreiten. Wenn sie das Pferd anhalten wollen, bleiben sie selbst stehen, wenden sich dem Pferd zu und heben eine Hand, um

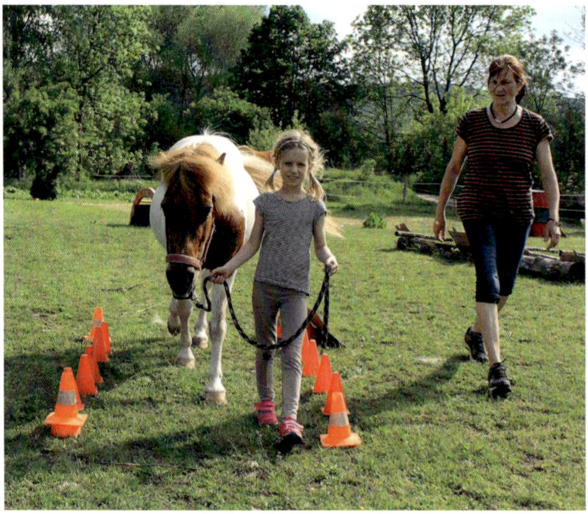

Abb. 11: Richtige Führposition

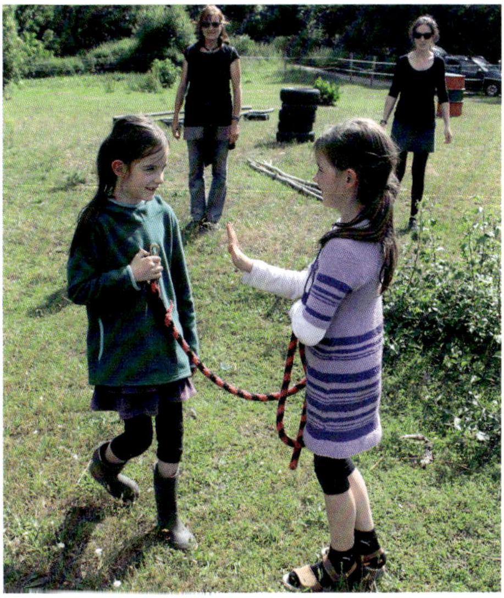

Abb. 12: „Steh!“

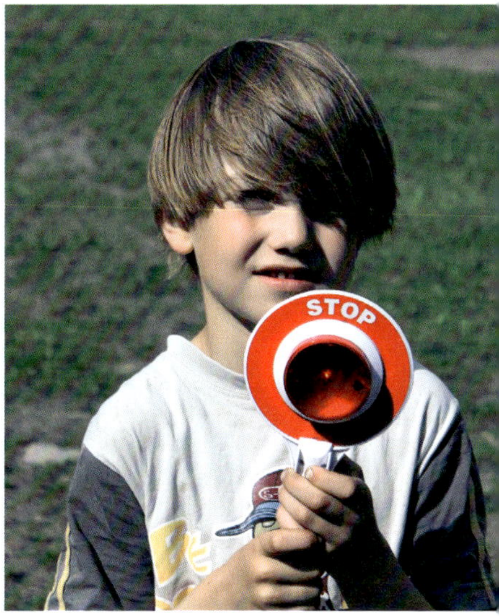

Abb. 13: Mit der Polizeikelle gibt der Junge ein Stoppsignal

dem Pferd das STOPP zu signalisieren, dazu kommt das Stimmkommando „Steh“ (Abb. 12). Als gute Motivationsübung beim Anhalten – gerade für Jungs – kann man eine kleine Spielzeugpolizeikelle verwenden (Abb. 13). Dabei hält ein Kind diese Kelle hoch und das Andere hält sein Pferd genau davor an.

TIPP

Wir haben für die Führübungen verschiedene Schwierigkeitsstufen entwickelt und die Kinder haben die Möglichkeit, sich nach den absolvierten Übungen einen **Pferde-Führer-Schein** zu verdienen. Auf den sind sie immer sehr stolz!

Ideen für Führübungen

Tor & Gasse

Mit zwei Kegeln, Eimern oder Tonnen wird ein Tor markiert, durch welches die Kinder die Pferde führen müssen, ohne dabei die Begrenzungen zu berühren. Auch bei der Gasse aus zwei parallelen Stangen sollten diese von Kindern und Pferden nicht übertreten werden (Abb. 14).

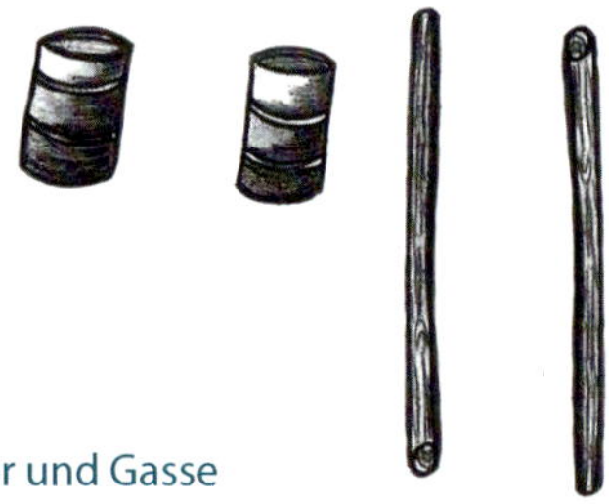

Abb. 14: Tor und Gasse

Gasse (Variation)

Bei dieser Variation der Gasse werden die Stangen so gelegt, dass die Gasse sich zu einem Ende verengt (Abb. 15), sodass Pferde und Kinder vermehrt darauf achten müssen, die Stangen nicht zu übertreten.

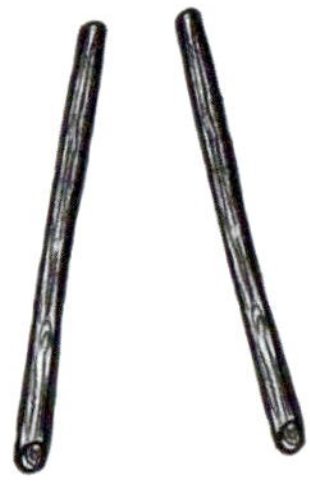

Abb. 15: Enger werdende Gasse

Zickzack-Gasse

Bei dieser Übung werden die Stangen in Form einer Zick-Zack-Gasse gelegt (Abb. 16). Hierfür benötigt man mindestens sechs Stangen, durch das Verringern der Abstände zwischen den Stangen kann der Schwierigkeitsgrad erhöht werden.

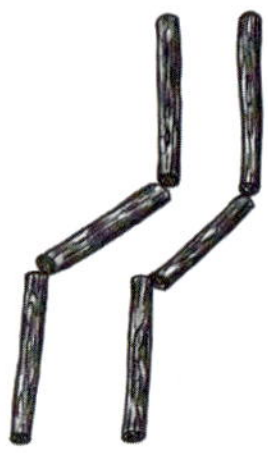

Abb. 16: Zickzack-Gasse

Slalom

Mit Tonnen oder Eimern wird ein Slalom aufgebaut. Der Abstand sollte anfangs ungefähr vier Meter betragen, er kann dann verringert werden (Abb. 17).

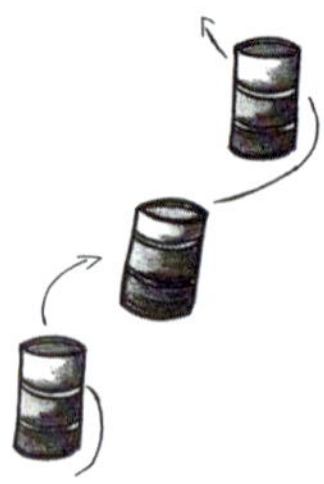

Abb. 17: Slalom

Stangen-Auf-und-Ab

Reifen oder Eimer werden jeweils versetzt einander gegenüber gestellt (wie eine Gasse), auf diese werden jeweils Stangenenden gelegt. Das andere Ende der Stange bleibt am Boden (Abb. 18). So entsteht ein „Stangensalat", welchen die Kinder mit den Pferden überwinden müssen.

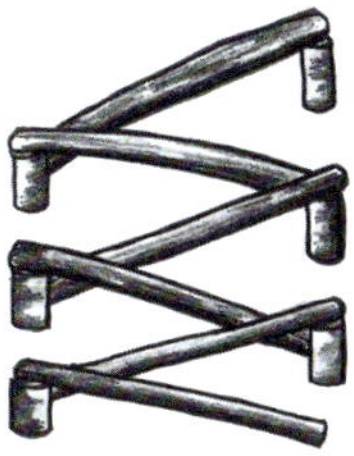

Abb. 18: Stangen Auf und Ab

Stangenfächer

Auf einen Eimer oder Reifenstapel in der Mitte werden die Enden von ca. sechs Stangen gelegt. Die anderen Enden der Stangen liegen aufgefächert auf dem Boden (Abb. 19). Die Kinder führen die Pferde über die Stangen um den Eimer herum.

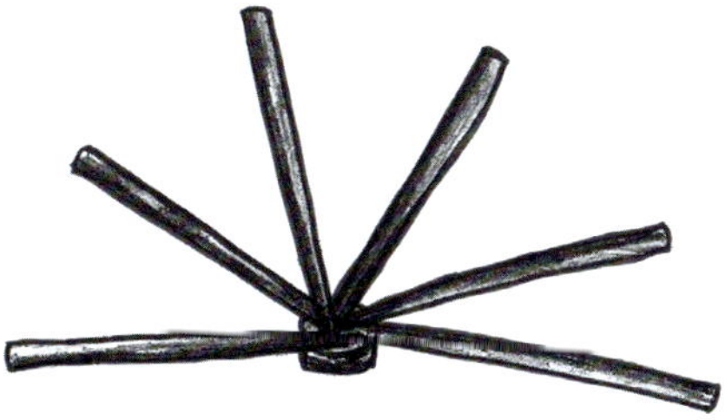

Abb. 19: Stangenfächer

Schlüsselloch

Drei Stangen werden zu einem Dreieck gelegt, wobei eine Spitze etwas geöffnet bleibt (Abb. 20). Die Kinder führen das Pferd durch die offene Spitze hinein und drehen das Pferd in dem engen „Schlüsselloch" (ohne die Stangen zu berühren).

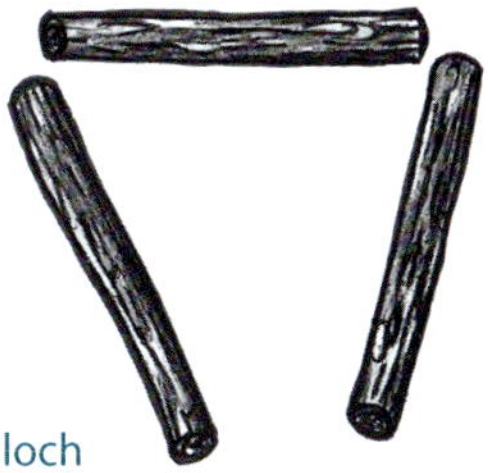

Abb. 20: Schlüsselloch

Haus

Mit vier Stangen wird ein Viereck gelegt. Das Kind erhält die Aufgabe, sein Pferd in das großzügig aufgebaute „Haus" (Abb. 21) hineinzuführen und es darin anzuhalten. Eine Variante wäre, mit dem Pferd zu üben, dass es eine Weile (evtl. bis das Kind bis zehn gezählt hat) stehenbleibt, ohne festgehalten zu werden. Dann wird der Führstrick wieder aufgenommen und das Pferd wird aus dem „Haus" hinausgeführt.

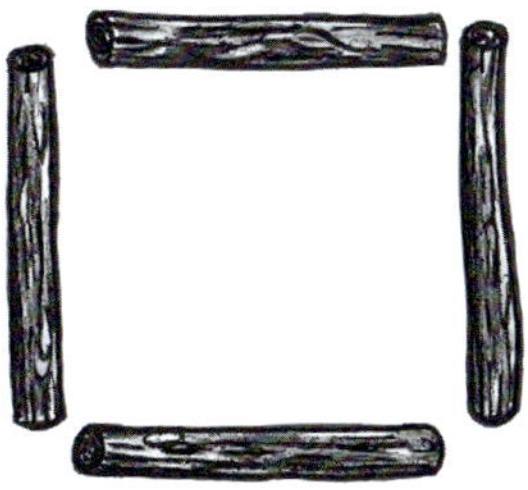

Abb. 21: Haus

Die Kreuzung

Aus acht Stangen wird eine Straßenkreuzung gelegt. Die Kinder erhalten die Aufgabe, möglichst viele Möglichkeiten zu finden, wie man diese Kreuzung (Abb. 22) überqueren kann. Wichtig: Erst überlegen, dann losgehen!

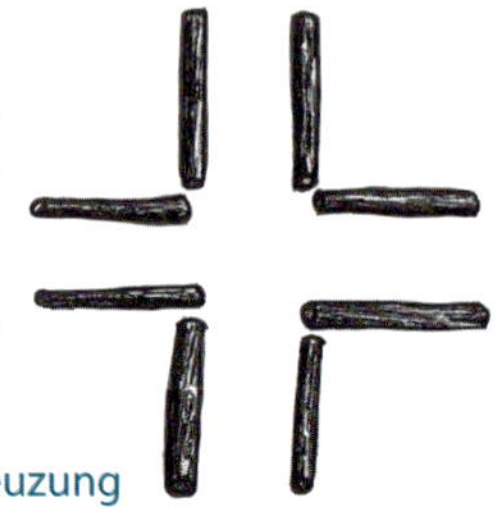

Abb. 22: Kreuzung

Der Kurvenweg

In einer Gasse werden versetzt Stangen an die Begrenzung angelegt (Abb. 23). Bei den ersten Versuchen wird der Kurvenweg möglichst großzügig aufgebaut. Das Kind wird dazu angehalten, das Pferd langsam hindurch zu führen. Das Ziel ist, die Stangen dabei nicht zu berühren.

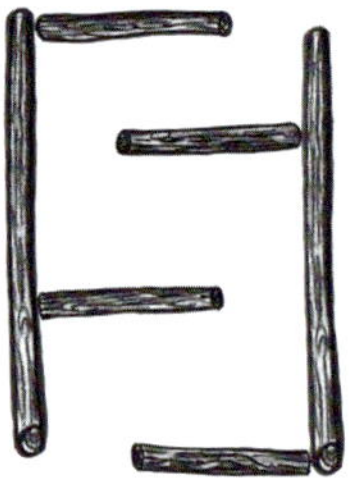

Abb. 23: Kurvenweg

Brücke

Aus stabilen Holzbrettern kann eine Brücke gebaut werden (Abb. 24), welche die Kinder mit den Pferden überqueren müssen.

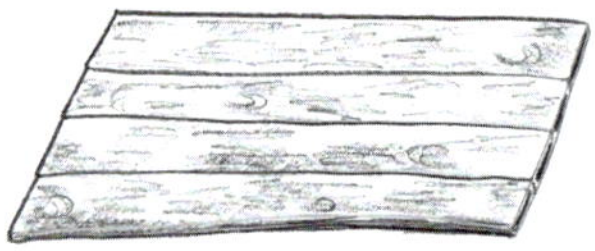

Abb. 24: Brücke

Brücke auf Holzbohlen

Die Brücke wird dazu auf Holzbohlen stabil befestigt (Abb. 25). Dadurch müssen die Kinder auf die Brücke steigen und das Pferd hinter sich mitführen. Der Schwierigkeitsgrad ist erhöht. Diese Übung ist eine Vorübung zur Wippe.

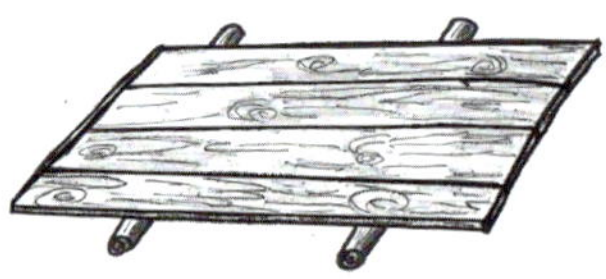

Abb. 25: Brücke auf Holzbohlen

Wippe

Diese Übung ist die höchste Schwierigkeitsstufe nach der Brücke und der Brücke mit Holzbohlen (Abb. 26). Die Kinder führen das Pferd langsam auf die Wippe, beim Überqueren des Scheitelpunk-

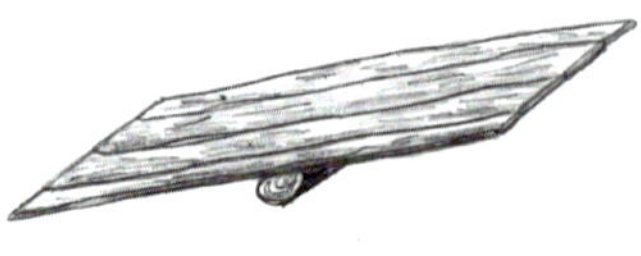

Abb. 26: Wippe

tes kippt die Wippe langsam auf die andere Seite. Hier muss unbedingt darauf geachtet werden, dass die Stange unter der Wippe nicht wegrollt.

Hindernis

Eine am Boden liegende Holzstange (Abb. 27) ist ausreichend. Das Kind erhält die Aufgabe, sein Pferd über das Hindernis zu führen.

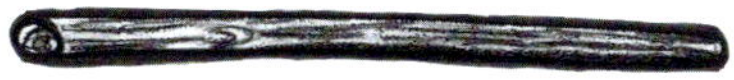

Abb. 27: Hindernis

Cavaletti

Das Cavaletti (Abb. 28) stellt eine Steigerung des Schwierigkeitsgrades gegenüber einer liegenden Holzstange dar. Es sollte jedoch nur so hoch aufgebaut werden, dass es von KInd und Pferd bequem zu übersteigen ist.

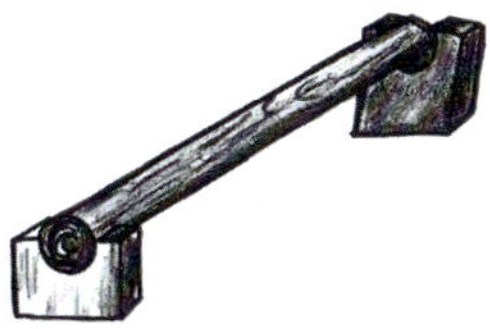

Abb. 28: Cavaletti

Plane

Kind und Pferd müssen gemeinsam eine am Boden liegende Plastikplane überqueren (Abb. 29).

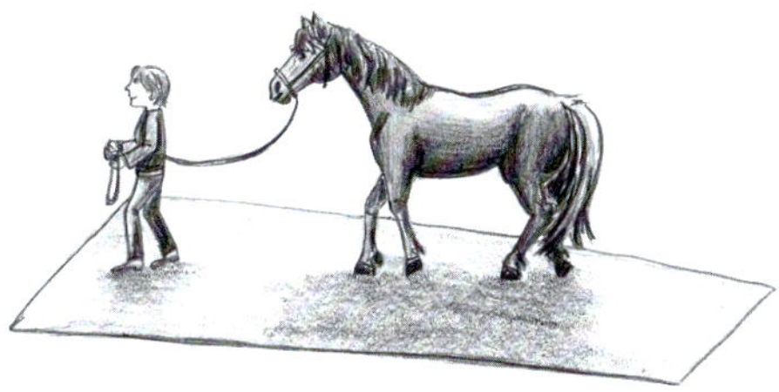

Abb. 29: Plane

Planengasse und Planenbrücke

Für die Planengasse wird die Plane über Hindernisse links und rechts höher gelegt, das Pferd wird durch die Gasse geführt. Bei der Planenbrücke halten Kinder die Plane so hoch (ggf. die Kinder mit Holzkisten „größer machen"), dass das Pferd unter der Plane durchgeführt werden kann (Abb. 30).

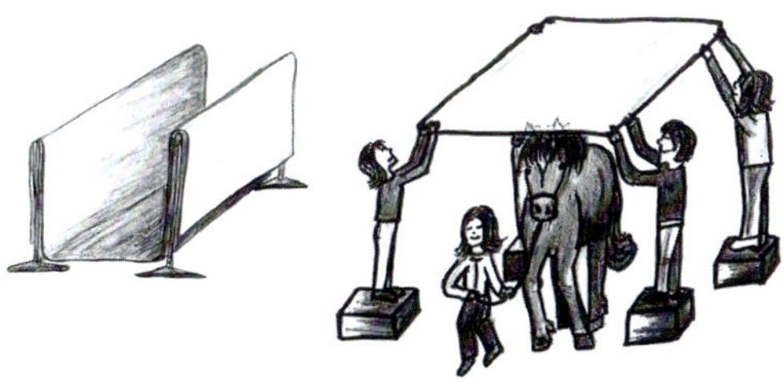

Abb. 30: Planengasse und Planenbrücke

5 Scheuübungen

Dies sind Übungen, bei denen man die Pferde an Dinge gewöhnt, vor denen sie Angst haben oder bei welchen sie Schreckreaktionen zeigen (z. B. lautes Einatmen, Zurückweichen, Zusammenzucken, Wegspringen oder Weggehen, Kopfhochreißen). Sie dienen der Sicherheit der ReiterInnen, PferdeführerInnen und natürlich auch der Pferde.

Pferde sind Fluchttiere, die bei bedrohlichen Situationen das Weite suchen. Wenn man ihnen aber die Gelegenheit gibt, die Dinge, vor denen sie Angst haben, in Ruhe anzusehen, an ihnen zu schnuppern und sie zu erfahren, macht das die Situation für ihren/ihre ReiterIn, FahrerIn, FührerIn, die mit ihnen arbeiten, sicherer. Wichtig ist es, dem Pferd dabei das Gefühl zu geben, dass wir es beschützen und ihm helfen wollen. Dazu müssen wir die Rolle Leittieres einnehmen.

> **!** Man muss natürlich als BetreuerIn absichern, dass kein Kind zu Schaden kommt. Deshalb eignen sich diese Übungen nicht für Pferde, die sehr panisch reagieren. Mit diesen Pferden sollte erst einmal ohne die Kinder geübt werden.

Allgemein können mit den spielerischen Scheuübungen die Entwicklung sozialer Kompetenzen gefördert werden, wie das Wahrnehmen und Akzeptieren der Grenzen Anderer (in diesem Fall des Pferdes), Andere dabei unterstützen, mutiger zu werden, indem man ihnen das Gefühl gibt, sie zu beschützen, bei ihnen zu sein und auf sie aufzupassen, Andere zu stärken und sich mit ihnen über Fortschritte zu freuen.

Benötigte Materialien: Dinge, an die man die Pferde gewöhnen möchte wie Bälle, Luftballons, Folie, über die man darüber hinweg oder darunter hindurch gehen oder in die man sich vielleicht sogar einwickeln kann, Feuer in einer Feuerschale, Wäscheleinen, auf denen Verschiedenes flattert, gelbe Säcke, die bei Wind über eine Straße fliegen könnten, Musikinstrumente, Tröten, Material, welches man bei Reiterspielen verwenden möchte (wie Lanzen, Plüschtiere, Pappkartons etc.).

Spielverlauf: Vor Beginn der Übung wird mit den Kindern besprochen, woran man erkennen kann, dass das Pferd sich erschreckt oder Angst hat und sie bekommen die Aufgabe, das Pferd während der Übung ganz genau zu beobachten.

TIPP

Ich mache diese Übungen gerne mit der Unterstützung von zwei Reitkindern.

Das Pferd wird mit Halfter und Strick auf einen freien Platz gestellt und locker festgehalten. Neben dem/der BetreuerIn steht ein Kind – zusammen sind sie die „BeschützerInnen". Das Kind hat die Aufgabe, dem Pferd in Gedanken ganz viel Mut zu schicken, entweder durch seine Hand, die es dem Pferd an den Hals legt oder, wenn das Kind mehr Distanz zum Pferd braucht, weil es selbst ängstlich ist, durch den Haltestrick.

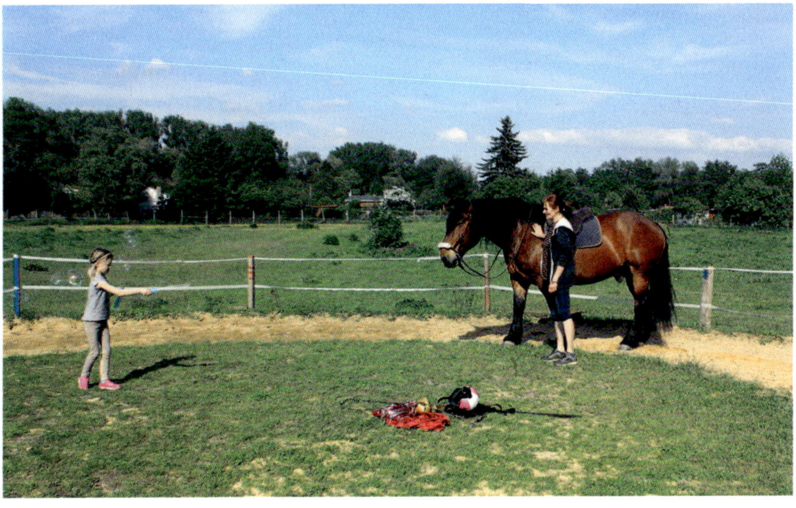

Abb. 31: Der „gefährliche Gegenstand" kommt dem Pferd langsam näher

Das andere Kind hat die Aufgabe, dem Pferd den Gegenstand, an den es gewöhnt werden soll, zu zeigen. Es steht zuerst ungefähr 10 Meter entfernt von dem Pferd und kommt langsam mit diesem Gegenstand immer näher (Abb. 31).

Dabei darf es auf keinen Fall bedrohlich auf das Pferd wirken, sondern es soll beim Näherkommen mit dem Gegenstand spielen und ihn als etwas ganz Normales präsentieren.

Das Beschützerkind hat die Aufgabe, das Pferd genau zu beobachten. Wenn es eine Schreckreaktion bei dem Pferd wahrnimmt, hebt es eine Hand und sagt dem Kind, welches sich mit dem Gegenstand nähert, mit lauter Stimme: „Stopp!" Dadurch hat das Pferd das Gefühl, beschützt zu werden und das Kind hat das Gefühl, gut auf das Pferd aufgepasst zu haben. Weiterhin erlebt das Kind, dass es die „Macht" hat, eine/n AngreiferIn mit Erfolg zu stoppen, was auch Kindern, die evtl. schon Mobbingerfahrungen machen mussten, guttut. Das Pferd wird gestreichelt, dafür gelobt, dass es wieder ruhig und aufmerksam dasteht und das Kind mit dem Gegenstand darf wieder spielend langsam ein Stückchen näherkommen. Das wiederholt sich solange, bis das Kind mit dem Gegenstand so nahe ist, dass das Pferd schon mal daran schnuppern kann (Abb. 32).

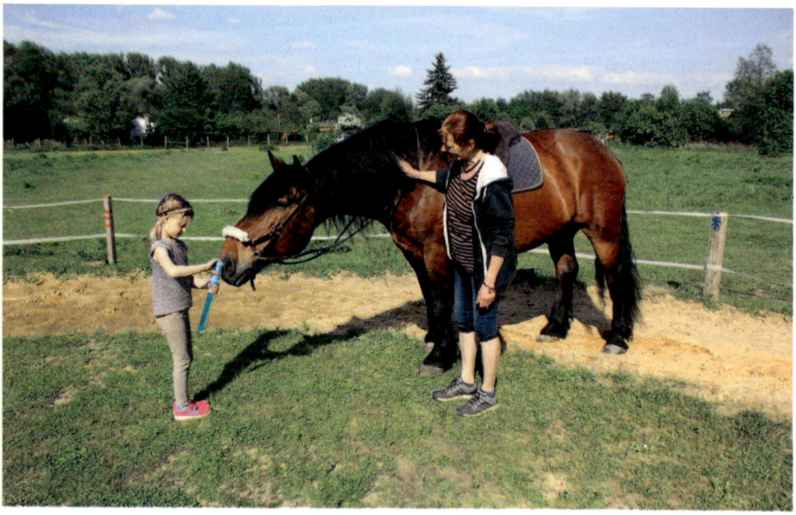

Abb. 32: Das Pferd darf den Gegenstand beschnuppern

Wenn das Pferd sehr ängstlich ist, kann man es für diesen Tag dabei beruhen lassen und versuchen, die Distanz zu dem „gefährlichen Gegenstand" während der nächsten Übungseinheit weiter zu verringern.

Hat das Pferd keine Angst gezeigt, kann man noch einen Schritt weitergehen, indem man den Gegenstand, z. B. einen Ball, dicht neben dem Pferd wirft und fängt, ihn vorsichtig auf dem Pferd aufkommen lässt und ihn über dem Pferderücken, unter dem Pferdebauch oder zwischen den Pferdebeinen entlang rollt. Wenn das Pferd ruhig und gelassen steht, wird es von allen gelobt und gestreichelt (Abb. 33).

TIPP

Ich achte immer darauf, dass das Loben nicht nur aus einem einmaligen, halbherzigen Klatsch auf den Pferdehals besteht, sondern, dass es von Herzen kommt, sodass das Pferd wirklich das Gefühl hat, wir freuen uns über seine Leistung und finden es so richtig toll.

Abb. 33: Wenn das Pferd ruhig bleibt, wird es gelobt

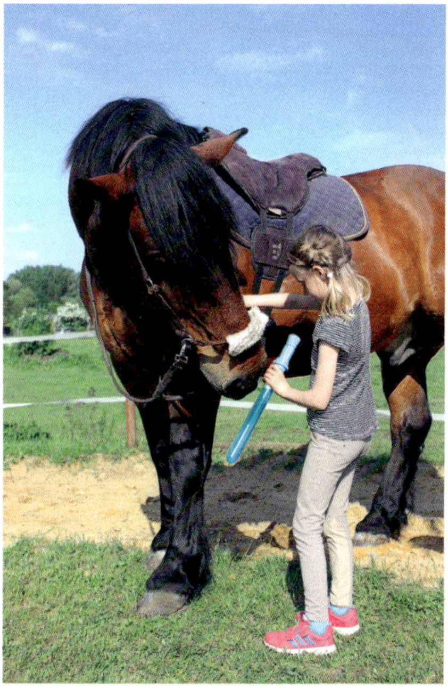

Spielesammlung für Kinder zu Pferd und ihre BetreuerInnen

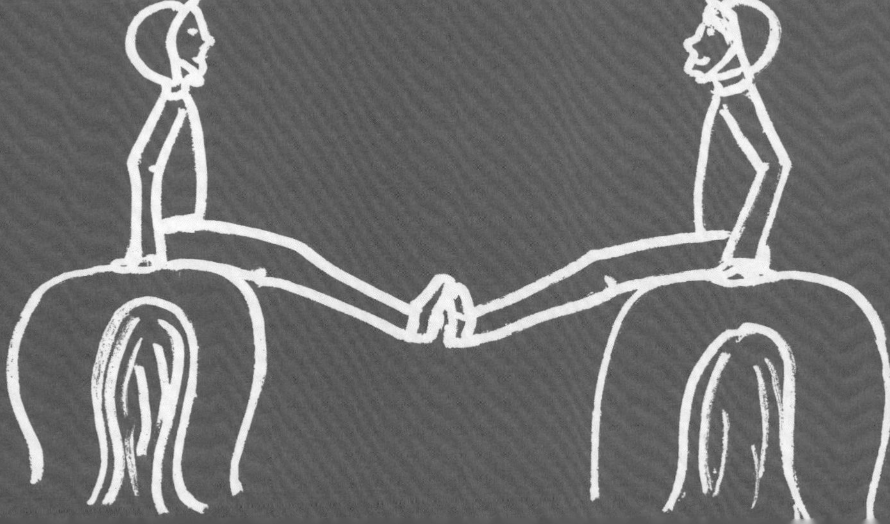

6 Spielideen nach Themen

6.1 Ritterspiele

Ritterspiele eignen sich zur Entwicklung sozialer Kompetenzen, wie beispielsweise die Fähigkeit, im Team zu arbeiten, inklusive gemeinsamer Absprachen, gemeinsam um ein gutes Ergebnis zu wetteifern, sich gegenseitig zu unterstützen und anzufeuern, fair zu kämpfen, sich an Regeln zu halten und deren Notwendigkeit einzusehen, aber auch mit der Frustration umzugehen, nicht der/die Beste zu sein. Sie werden insbesondere von Kindern

Abb. 34: Mutiger Ritter

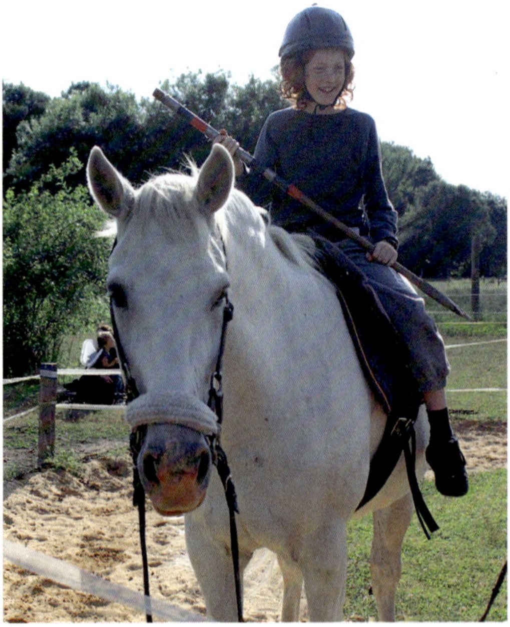

(v.a. Jungengruppen) liebend gerne angenommen, die es toll finden, sich im Wettstreit miteinander zu messen und es lieben, sich als mutige, geschickte KämpferInnen darzustellen (Abb. 34).

TIPP

Ich finde es wichtig, dass das verwendete Material (Verkleidung, Schwerter, Lanzen etc.) ansprechend gestaltet wird und schon dadurch Aufforderungscharakter hat und zum Spielen motiviert.

Es versteht sich von selbst, dass die Pferde vorher an das Material und dessen Handhabung (sowohl vom Pferderücken aus, als auch dicht neben ihnen) gewöhnt werden müssen.

! Es herrscht die strenge Regel, dass die verwendeten „Waffen" (wie Lanzen oder Pfeil und Bogen) niemals auf Menschen und Tiere, sondern nur auf die entsprechenden Ziele gerichtet werden. Die „Waffen" auf Menschen oder Tiere zu richten, ist ein absolutes No-Go!

Wird diese Regel missachtet, wird das Spiel sofort abgebrochen, die Waffen werden wieder abgegeben und den Kindern wird erklärt, warum. Bei der Arbeit mit verhaltensauffälligen Kindern ist das Einhalten von Regeln sowie das Aushalten der Konsequenz bei Nichteinhalten eine wichtige Lernaufgabe. In der nächsten Reitstunde bekommen die Kinder aber eine neue Chance, sich als RitterIn, nun unter Einhaltung der Regeln, zu beweisen.

Ringestechen

Benötigtes Material: drei verschieden große, mit Stoff umwickelte Ringe (z.B. aus Weidenruten), ungefähr zwischen 15 und 40 cm Durchmesser (Abb. 35), sowie für jede/n ReiterIn eine „Lanze" (z.B. einen Meter langen, geraden Stock, ggf. mit silbernem und am Griff andersfarbigem Klebeband umwickelt, mit abgerundetem Ende).

Spielverlauf: Die HelferInnen, die die Ringe in den Weg halten, stehen am Rand der Reitbahn.

Die „RitterInnen" halten in der Hand die Lanze, mit der sie versuchen, im Vorbeireiten die Ringe auf- und mitzunehmen (Abb. 36). Die HelferInnen erhalten die Anweisung, bei jedem neuen Durchgang den Schwierigkeitsgrad zu erhöhen (aber immer so, dass die ReiterInnen eine faire Chance haben, den Ring zu erreichen). So kann man den Ring mal höher, mal niedriger halten, oder ihn auch langsam auf und ab bewegen. Eine weitere Steigerung der Schwierigkeit wäre, das Spiel statt im Schritt im Trab durchzuführen.

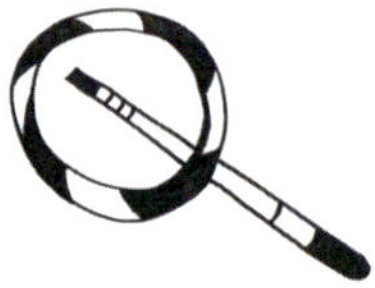

Abb. 35: Ringestechen

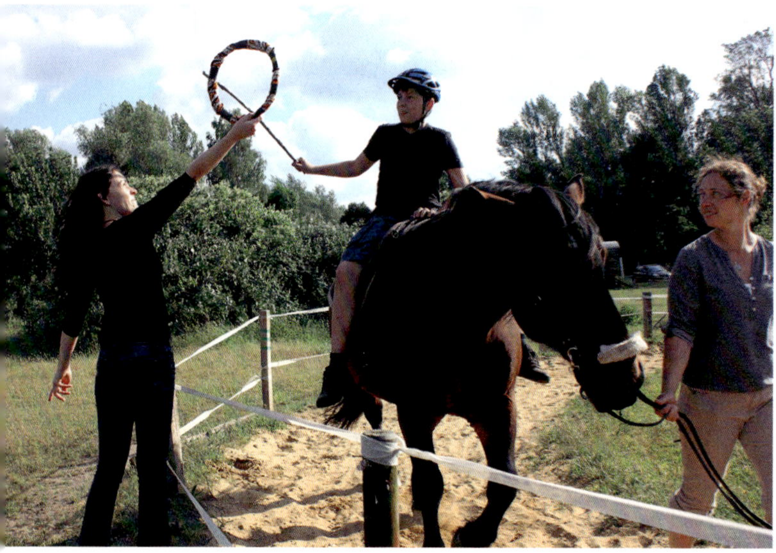

Abb. 36: Der Ritter nimmt im Vorbeireiten den Ring auf die Lanze

Lanzenstechen

Benötigtes Material: ein großer Karton, für jede/n ReiterIn eine Lanze mit einer Holz- oder Eisenspitze (nicht zu spitz, Abb. 37).

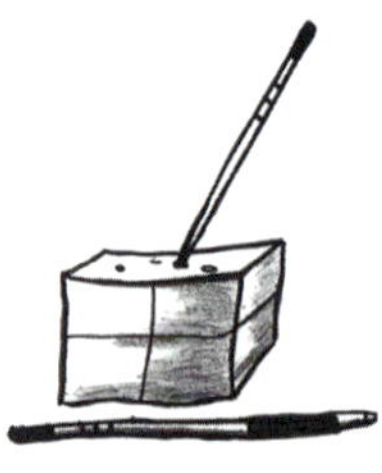

Abb. 37: Lanzenstechen

Spielverlauf: Die ReiterInnen werfen im Vorbeireiten die Lanze in den Karton, sodass diese darin stecken bleibt (Abb. 38). Eine Steigerung der

Schwierigkeit wäre es, den Abstand zwischen Pferd und Karton bei jedem Durchgang etwas zu steigern, oder das Spiel statt im Schritt im Trab durchzuführen.

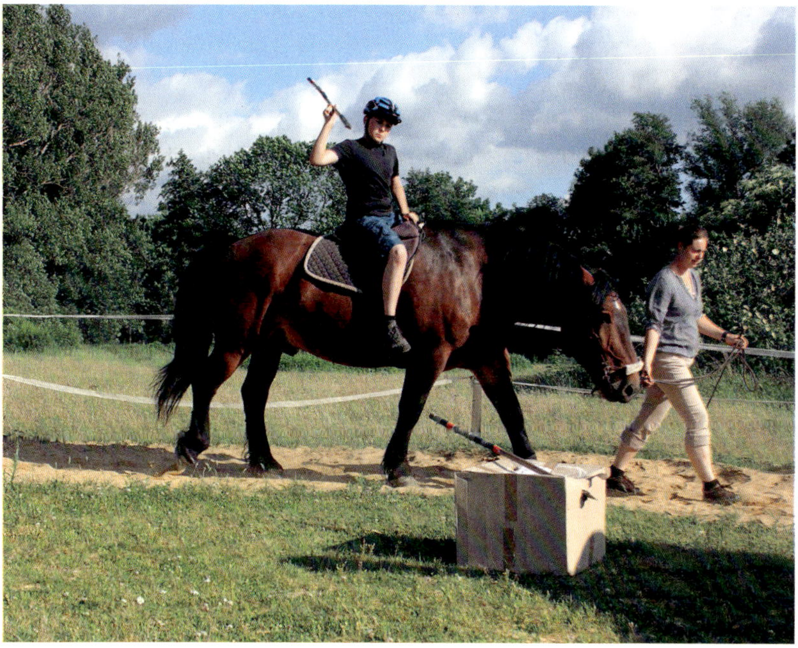

Abb. 38: Der Ritter wirft die Lanze in den Karton

Hufeisenzielwerfen

Benötigtes Material: ein Ziel (z. B. einen Stapel aus zwei bis drei Autoreifen oder ein in den Sand gemalter Kreis), zwei Hufeisen (Abb. 39)

Spielverlauf: Die ReiterInnen erhalten ein Hufeisen und werden mit etwas Abstand (etwa einen Meter) an dem Reifenstapel vorbeigeführt. Sie versuchen, mit dem Hufeisen in den Reifenstapel zu treffen.

Eine Steigerung des Schwierigkeitsgrades wäre es, die Abstände zu vergrößern oder das Spiel im Trab durchzuführen.

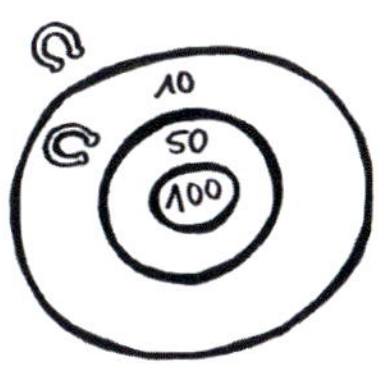

Abb. 39: Hufeisenzielwerfen

Bogenschießen

Benötigtes Material: Pfeil und Bogen, Zielscheibe (z. B. ein großer Karton, auf den eine Zielscheibe gemalt ist, Abb. 40).

Spielverlauf: Die ReiterInnen üben zunächst die Technik des Bogenschießens auf dem Boden, dann auf dem stehenden Pferd und schließlich wird die Übung beim Reiten im Schritt durchgeführt. Durch die Vergrößerung des Abstandes oder die Durchführung des Spiels im Trab kann der Schwierigkeitsgrad erhöht werden.

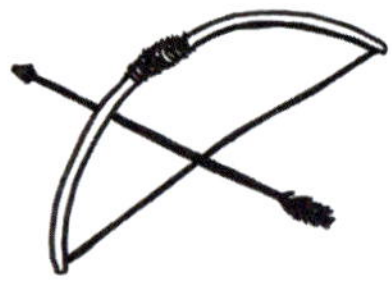

Abb. 40: Bogenschießen

TIPP

Dieses Spiel kann auch von IndianerInnen (Kap. 6.2) gespielt werden.

Ritterkampf

Benötigtes Material: Ein Rittermodell, hier „Bodo", steht auf einem Bein und ist aus Holz und Eisen (Abb. 41).

Spielverlauf: „Bodo" ist für Ritterspiele vielseitig einsetzbar – er kann z. B. die Ringe für das Ringestechen oder eine Zielscheibe für das Bogenschießen „halten". Da er drehbar ist, kann man ihn auch zum Lanzenstechen verwenden.

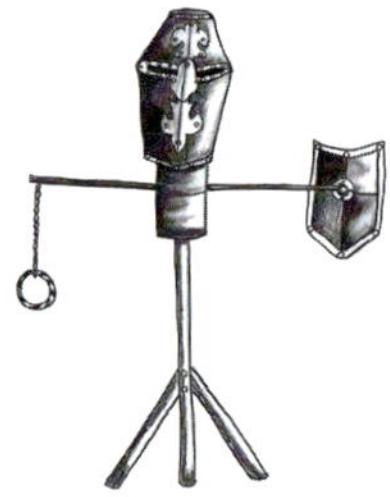

Abb. 41: Ritter Bodo

Schwertkampf

Benötigtes Material: Als „Schwerter" werden – zur Sicherheit von Kind und Pferd – Meterstücke von grauen Isolierschläuchen verwendet. Mit „Schwertkämpfen" können besonders die gemeinsame Absprache beim Aufstellen der Regeln sowie das Akzeptieren, bzw. das Einhalten derselben geübt werden.

> Die wichtigste Regel heißt: Nicht ins Gesicht, nicht in die Körpermitte und nicht auf das Pferd hauen! Wie beim Lanzenstechen und beim Bogenschießen muss strikt auf die Einhaltung der Regeln geachtet werden!

Wird das missachtet, werden die „Waffen" sofort eingesammelt und das Spiel wird abgebrochen. Das Kind erhält aber in der nächsten Reitstunde eine Chance, das Spiel zu wiederholen und sich nun an die Regel zu halten!

Spielverlauf: Zunächst wird die Übung auf dem Boden ausprobiert: Zwei RitterInnen stehen sich mit ihren Schwertern gegenüber. Der/die SpielleiterIn gibt das Kommando zur Eröffnung des Kampfes, beobachtet die Einhaltung der Regeln und beschließt den Kampf nach spätestens einer halben Minute wieder (das hat sich als günstig erwiesen, damit sich das Spiel nicht „totläuft" oder nicht ausufert).

Eine Variante ist der symbolische Schwertkampf. Bei Diesem „bekämpfen" sich beide Parteien, dürfen sich aber IN KEINER WEISE BERÜHREN (wie eine Pantomime).

> Wichtig ist auch hierbei das Beobachten der Regel-Einhaltung und das Beschließen des Kampfes nach einer kurzen Zeitspanne (das hat sich als günstig erwiesen, damit sich das Spiel nicht totläuft oder ausufert.

Danach folgt die Fortsetzung des Spieles vom Pferderücken aus: Beide Kontrahenten stehen sich mit ihren Pferden und ihren „Schwertern" in der Hand gegenüber. Die HelferInnen führen beide Pferde dicht aneinander vorbei, so dass die RitterInnen im Vorbeigehen zwei, drei Schläge mit ihren Schwertern tauschen können.

Das Fahnenspiel

Benötigtes Material: Hier eignet sich eine richtige „Ritterfahne", um aus einem „Überholspiel" ein Ritterspiel zu machen. Man kann es hervorragend während eines geführten Ausrittes spielen. Zur Sicherheit der Kinder ist unbedingt daran zu denken, die Pferde vorher an die Fahne zu gewöhnen, besonders wenn sie weht und auf deren Rücken getragen wird.

Spielverlauf: Die ReiterInnen werden im Schritt hintereinanderher geführt. Der/die letzte ReiterIn trägt die Fahne. Das letzte Pferd wird im Trab an den anderen Pferden vorbeigeführt, dessen ReiterIn übergibt dabei dem/der vorletzten ReiterIn die Fahne (Abb. 42).

TIPP

Dieses Spiel wird sowohl von den Kindern, als auch von den meisten Pferden sehr gerne gespielt. So mussten wir oft unser Pony „Daisy“ daran hindern, die anderen Pferde in einem fröhlichen Galopp zu überholen, weil der/die PferdeführerIn dabei sonst nicht mehr gut mitgekommen wäre.

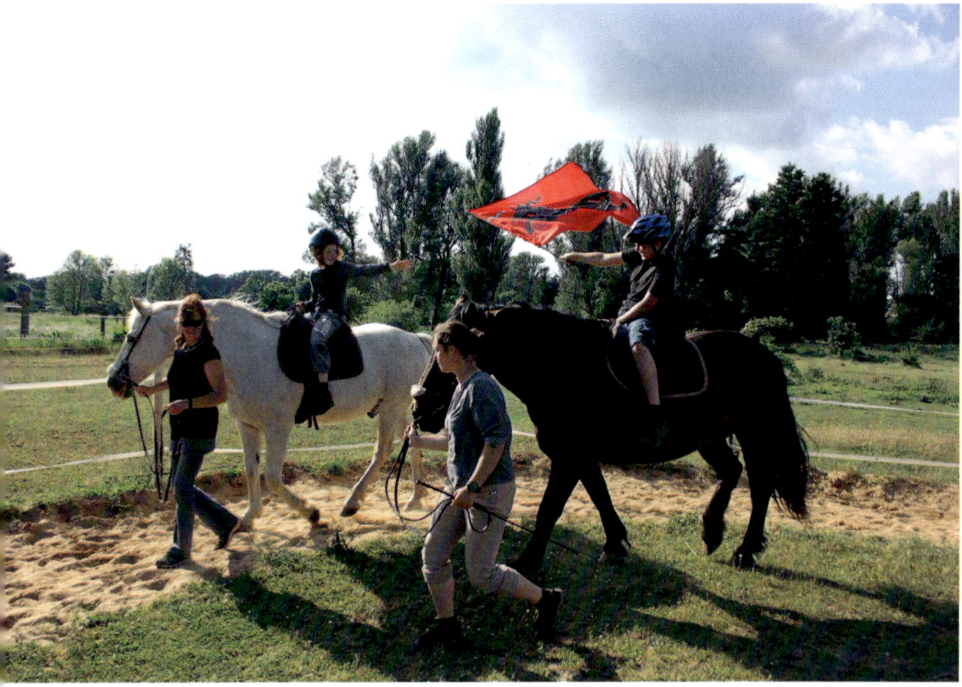

Abb. 42: Das Fahnenspiel

6.2 Indianerspiele

Pferdewagen

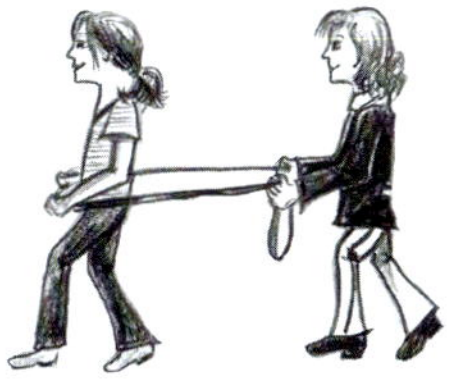

Abb. 43: Pferd und Kutscher

Pferdewagen ist ein Spiel zum Entwickeln eines besseren Verständnisses für das Pferd. Dabei geht es darum, klare „Hilfen" zu geben, sodass das „Pferd", welches vor dem „Kutscher" läuft (ihn also nicht sehen kann) gut seine Zeichen fühlen kann.

Es spielen zwei Kinder mit. Einer ist das „Pferd", das andere der „Kutscher" (Abb. 43). Dem Pferd wird ein Zügel oder ein Strick um den Bauch gelegt, den es mit beiden Händen vor dem Bauch festhalten soll. Der Kutscher fährt einen realen oder auch einen imaginären Parcours ab. Er versucht, sich nonverbal (nur mit Hilfe seiner „Zügelhilfen") zu verständigen. Es sollte nicht vergessen werden, sein Pferd zu loben, wenn es gut auf ihn hört.

Geräusche erkennen

Das ist ein Spiel zur Übung der auditiven Wahrnehmung.

Der/die ReiterIn schließt die Augen. Hinter ihm machen die anderen Kinder verschiedene Geräusche. Der/die „IndianerIn" auf dem Pferd muss erkennen, aus welcher Richtung die Geräusche kommen und in die entsprechende Richtung zeigen.

Fliegender Stock 1

Benötigtes Material: Auf zwei in die Erde gesteckte Stangenkreuze wird ein Ast gelegt (Abb. 44). Der/die ReiterIn bekommt eine Lanze.

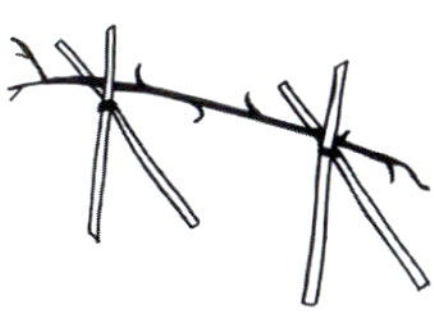

Abb. 44: Fliegender Stock 1

Spielverlauf: Der/die ReiterIn wird an den Stangenkreuzen vorbeigeführt und versucht, im richtigen Moment mit der Lanze unter den Ast zu fahren und ihn mit Schwung auszuhebeln. Der/die „IndianerIn", wessen Ast am weitesten fliegt, hat gewonnen.

Fliegender Stock 2 (Variante)

Es wird ein großer Kreis auf den Boden gemalt. Der/die IndianerIn wird auf dem Pferd ca. zwei Meter von dem Kreis weggeführt und mit dem Rücken zu dem Kreis angehalten. Er wirft den Ast nach hinten, ohne den Kreis sehen zu können, und versucht dabei, den Kreis zu treffen.

Ringwerfen

Benötigtes Material: Aus einem Zweig wird ein Ring gebogen, die Enden werden zusammengebunden.

Spielverlauf: Mit etwa zwei Meter Abstand wird ein Stab in die Erde gesteckt und die ReiterInnen versuchen vom Pferderücken aus, den Ring über den Stab zu werfen (Abb. 45).

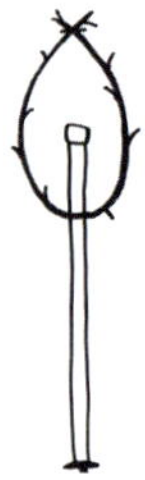

Abb. 45: Ringwerfen

Indianer-Wurfstern

Benötigtes Material: Vier ungefähr vierzig Zentimeter lange, gerade Zweige werden sternförmig in der Mitte übereinandergelegt und zusammengebunden (Abb. 46).

Spielverlauf: Der Stern wird an einem beliebigen Zweig-Ende gegriffen und weggeschleudert. Wer schafft es, den Stern am weitesten wegzuschleudern oder mit dem Stern einen Stock zu treffen, der in einiger Entfernung in die Erde gesteckt ist?

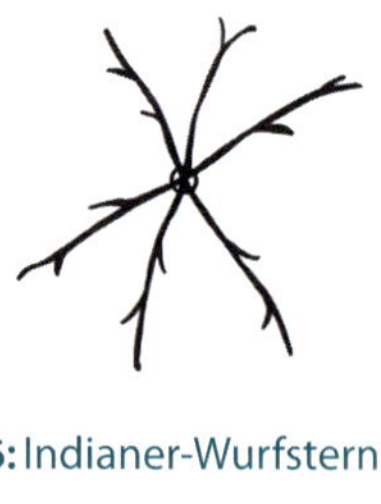

Abb. 46: Indianer-Wurfstern

6.3 Kinderspiele aus Uromas Zeiten

Ballschule

Die Kinder werden auf ihren Pferden im Kreis herumgeführt. In der Kreismitte steht der/die SpielleiterIn mit einem Ball. Er/sie stellt eine Frage, wirft einem Kind den Ball zu. Das Kind antwortet und wirft den Ball zurück.

Herr Fischer, Herr Fischer, wie tief ist das Wasser …

Der/die SpielleiterIn steht auf der einen Seite, die MitspielerInnen auf ihren Pferden befinden sich – etwa zwanzig Meter entfernt – auf der anderen Seite.
Die MitspielerInnen rufen: *„Herr Fischer, Herr Fischer, wie tief ist das Wasser?“*
Der/die SpielleiterIn antwortet: *„Zehn Meter“*
Die Kinder rufen: *„Wie sollen wir hinüberkommen?“*
Der/die SpielleiterIn antwortet: *„Schwimmen!“*
Die Kinder und der/die SpielleiterIn tauschen die Seiten und machen währenddessen auf den Pferden Schwimmbewegungen mit den Armen.

Andere Möglichkeiten wären: Fliegen wie ein Vogel, lenken wie ein/e AutofahrerIn, rudern, krabbeln …

Rückenmalen

Das Spiel eignet sich gut, sich während einer Futterpause für die Pferde die Zeit zu vertreiben.

Der/die PferdeführerIn malt dem Kind eine einfache Zeichnung auf den Rücken (Kreis, Viereck, Dreieck, Zahl, Buchstabe, Haus). Das Kind soll erfühlen und benennen, was auf seinem Rücken gemalt wurde.

Feuer, Wasser, Sturm

Die Kinder werden auf ihren Pferden im Kreis geführt. Wenn der/die SpielführerIn „Feuer“ ruft, suchen sich FührerIn, Pferd und Reitkind schnell eine Ecke. Ertönt der Ruf „Wasser“, heben die Kinder auf den Pferden beide Beine, damit sie nicht nass werden. Bei dem Kommando „Sturm“ legen sich die ReiterInnen flach auf den Pferdehals.

Diese Kommandos können auch durch andere Bewegungen variiert werden.

Bäumchen, Bäumchen, wechsle dich

Die Kinder werden auf ihren Pferden kreuz und quer über den Reitplatz geführt.

Auf ein Kommando hin, bleiben sie an im Vorfeld markierten Punkten stehen. Ruft der/die SpielführerIn: „Bäumchen, Bäumchen wechsle dich", wird schnell zu einem anderen Punkt geritten.

Eine Variante ist, dass weniger Punkte als MitspielerInnen markiert werden, so dass jeweils der/die langsamste MitspielerIn ausscheiden muss.

> **!** Bei Wettspielen, die nach Zeit gespielt werden, besteht die Gefahr, dass sowohl die FührerInnen als auch die ReiterInnen unsanft und achtlos mit den Pferden umgehen, sie beispielsweise hinter sich herzerren oder zu grobe Schenkelhilfen verwenden. Es sollte dabei besonders auf den Umgang mit den Pferden geachtet werden. Deshalb ist zu vermeiden, Reiterspiele in Form von „Wettkämpfen auf Zeit" auszutragen.

Die Kette/die Schnecke

Diese Spiele wurden abgeleitet von sogenannten Hüpfspielen (Abb. 47): Man warf zuerst einen Stein in das jeweilige Feld und sprang dann hinterher.

Für das Spiel mit Pferden liegt in jedem Hüpfkästchen eine Aufgabe (z. B. „Reite eine Runde freihändig"). Das Kind wirft vom Pferderücken aus einen Stein in eines der in den Sand gemalten Felder.

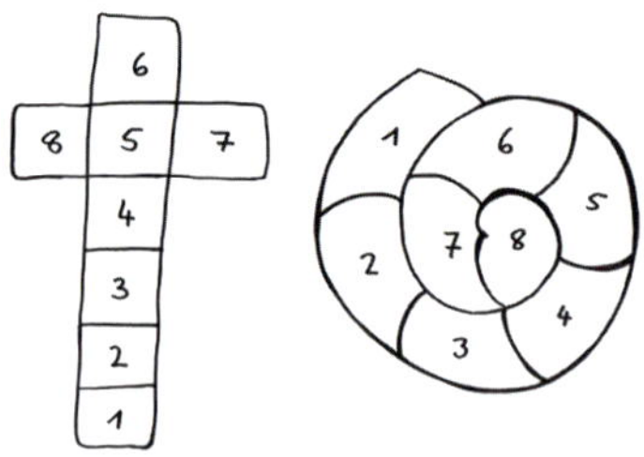

Abb. 47: Kette und Schnecke

Der/die PferdeführerIn liest die jeweilige Aufgabe vor, die dann zusammen ausgeführt wird, bevor die nächste Aufgabe „erworfen" wird.

Eierlaufen

Dieses Spiel wird hauptsächlich in der Osterzeit und in diesem Fall natürlich vom Pferderücken aus gespielt. Ursprünglich wurden dafür Hühnereier auf Suppenlöffel gelegt, um dann damit eine gewisse Strecke um die Wette zu laufen. Wessen Ei herunterfiel, verlor das Spiel.

Benötigtes Material: Günstig ist es, dafür keine richtigen Hühnereier mehr, sondern z. B. kleine Bälle, Kartoffeln, Spielzeugeier o. Ä. zu verwenden. Es hat sich als günstig erwiesen, die Materialien mit einem kleinen Band am Löffel zu befestigen (Abb. 48). Wenn sie hinunterfallen, hängen sie am Löffel und der Ausritt muss nicht unterbrochen werden, um sie wieder aufzuheben.

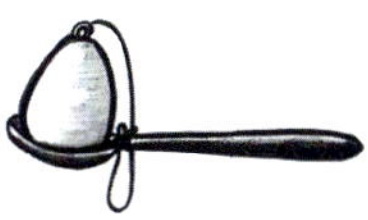

Abb. 48: Das Ei ist am Löffel befestigt

Spielverlauf: Die Kinder werden im Schritt geführt und bekommen die Aufgabe, ihr „Ei" auf dem Löffel zu balancieren. Gelingt das dem Kind mit Leichtigkeit, kann man als Steigerung diese Übung aus dem Trab probieren.

6.4 Minutenspiele

Minutenspiele sind kurze Spiele, auf die man z. B. während eines Ausrittes zurückgreifen kann und die sich dazu eignen, vom Pferderücken aus gespielt zu werden.

Stopp

Ein/e MitspielerIn zählt eine Minute lang Pferdesachen auf und mogelt zwischendurch immer mal ein Wort hinein, welches nicht dazu gehört. Die anderen MitspielerInnen hören aufmerksam zu und sagen bei einem falschen Wort: „Stopp!"

Wer bei einem falschen Wort gestoppt hat, ist als Nächste/r dran.

Ich sehe etwas, was du nicht siehst!

Ein Kind sucht sich einen Gegenstand aus seinem Blickfeld in einer bestimmten Farbe aus und sagt: „Ich sehe was, was du nicht siehst und das sieht … rot aus!"

Die anderen MitreiterInnen müssen nun raten, was wohl gemeint sein mag: „das Verkehrsschild, das Dach, das Auto …?"

Raterunden

Liederraten: Eine/r summt ein Lied und die Anderen müssen erraten, um welches Lied es sich handelt. Wer es errät, ist als Nächste/r dran.

Wörterraten: Ein/e MitspielerIn sagt einen Buchstaben. Die Anderen suchen Wörter, die mit diesem Buchstaben beginnen.

Tierraten: Ein/e MitspielerIn nennt einen Buchstaben. Die Anderen nennen alle Tiere, die mit diesem Buchstaben beginnen.

Tierraten – Variante: Ein/e MitspielerIn beschreibt ein Tier, ohne dessen Namen zu nennen, z. B.: *„Ich kenne ein Tier mit einer langen Nase und einer dicken Haut. Es hat kein Fell, sondern Borsten."* – bis jemand herausbekommt, welches Tier denn gemeint ist. Diese/r ist dann als Nächster dran.

Beobachtungsaufgaben

Die Kinder erhalten die Aufgabe, einen bestimmten Gegenstand zu zählen, den sie während des Ausritts sehen könnten (z. B. alle blauen/gelben Autos).

Was fällt dir dazu ein?

Das Kind hat eine Minute Zeit, um alle Worte zu nennen, die ihm zu einem bestimmten Oberbegriff einfallen.

Schau genau hin

Eines der Kinder bekommt die Anweisung, irgendetwas an sich zu verändern. Die anderen MitspielerInnen müssen aufmerksam beobachten und herausfinden, was das ist. Wer die Lösung findet, ist als Nächste/r dran.

Das Gegenteilspiel

Die Kinder erhalten während des Ausrittes die Aufgabe, gegenteilige Paare zu finden. Diese Sachen sollten sie aber sehen, so dass die Anderen die Lösung nachempfinden können.

Suche etwas Kleines und etwas Großes!
Suche etwas Warmes und etwas Kaltes!
Suche etwas Schweres und etwas Leichtes!
Suche etwas Langes und etwas Kurzes!
Suche etwas Weiches und etwas Hartes!

Zielwerfen mit kleinen Bällen

Die Kinder werfen kleine Bälle vom stehenden Pferd aus in einen kleinen Eimer oder Korb am Boden. Wer schafft die meisten Treffer in einer Minute?

Einige Minutenspiele vom Boden aus

- Schaffst du es in einer Minute, dass dein Pferd seinen Kopf senkt?
- Baut in einer Minute einen Parcours für Menschen auf!
- Blitzschatzsuche: Sucht z. B. einen Stein, zwei Blätter oder drei Stöckchen in einer bestimmten Zeit.
- Finde etwas Verstecktes wieder!
- Balanciere einen Schlauch/einen Strick/ein Seil entlang, ohne den Boden zu berühren!

6.5 Spielideen mit verschiedenen Hilfsmitteln

Boccia

Benötigtes Material: Am besten eignen sich für das Bocciaspiel vom Pferderücken aus Bocciabälle aus Stoff, die mit kleinen Styroporkügelchen gefüllt sind.

Spielverlauf: Die Pferde werden im Kreis geführt, ein kleiner Ball liegt in der Kreismitte. Jedes mitspielende Kind bekommt zwei bis drei Bälle auf den Pferderücken gereicht. Die Kinder versuchen, ihre Bälle so dicht wie möglich an den Ball in der Mitte heranzurollen (Abb. 49). SiegerIn ist, wessen Bocciaball dem Ball in der Kreismitte am nächsten gekommen ist.

TIPP

Dieses Spiel ist bei vielen Reitkindern außerordentlich beliebt.

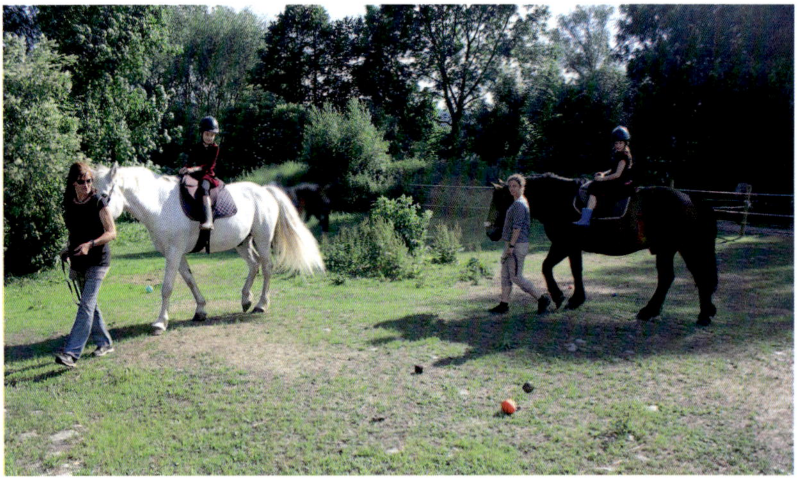

Abb. 49: Boccia vom Pferderücken aus

Federball

Benötigtes Material: Hierbei werden normale Federballschläger verwendet, man benutzt aber keine Federbälle, sondern kleine Plastikbälle, (z. B. Bälle für ein Bällebad).

Spielverlauf: Das Pferd wird gehalten, das Kind auf seinem Rücken bekommt einen Federballschläger in die Hand. Seitlich vor dem Pferd steht ein/e weitere/r HelferIn, der/die dem Kind den Ball zuwirft und dabei gut auf den Federballschläger zielt, weil der Bewegungsradius auf dem Pferderücken eingeschränkt ist. Das Kind versucht, den Ball mit dem Schläger zu treffen und ihn wegzuschießen, was bei den meisten Kindern gut funktioniert.

Hier haben die Kinder eine geringe Chance, mit dem Ball ein Ziel, z. B. einen zweiten Federballschläger, zu treffen. Die Bälle fliegen also in alle Richtungen und müssen hinterher wieder eingesammelt werden.

Dosenwerfen

Benötigtes Material: eine variable Anzahl von (Blech-)Dosen (z. B. kleine, leere und gesäuberte Katzenfutterdosen). Diese werden auf einer Ebene in ungefähr 1,20 Meter Höhe als Pyramide übereinandergestapelt (Abb. 50).

Spielverlauf: Die Kinder bekommen einen kleinen Ball auf das Pferd gereicht und werden an der Dosenpyramide vorbeigeführt. Sie sollen den richtigen Zeitpunkt selbst bestimmen, an dem sie ihren Ball werfen. SiegerIn ist, wer in möglichst wenigen Durchgängen den Turm komplett umwirft.

Varianten: Einfacher für jüngere Kinder oder Kinder mit Behinderung ist es, zunächst vom stehenden Pferd aus zu werfen. Eine Idee ist es auch, die Anzahl der Durchgänge auf z. B. zwei zu beschränken und danach zu ermitteln, wer die meisten Büchsen getroffen hat.

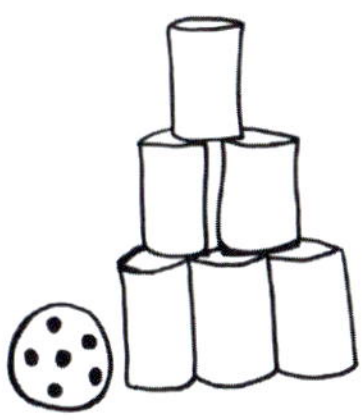

Abb. 50: Dosenpyramide

Besenpolo

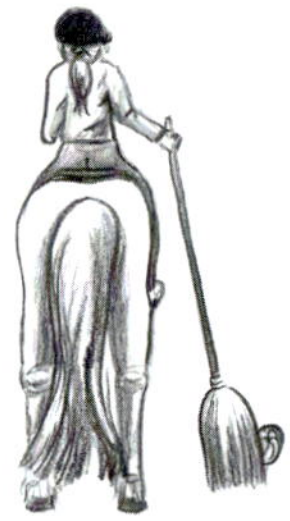

Abb. 51: Besenpolo

Benötigtes Material: Strohbesen, Ball
Spielverlauf: Die Kinder bekommen den Strohbesen in die Hand gereicht. Sie haben die Aufgabe, damit einen kleinen Ball eine bestimmte Strecke entlang zu treiben (Abb. 51).

Dosenangeln

Benötigtes Material: Angel (diese besteht aus einem Stock mit einem Band daran, an das ein kleiner gebogener Haken geknotet ist), Dosen (an die ein kleiner Henkel gebastelt wurde).
Spielverlauf: Die Kinder bekommen die kleine Angel auf den Pferderücken gereicht. Von dort aus versucht das Kind, mit der Angel in erreichbarer Nähe die Dosen zu angeln, (Abb. 52).

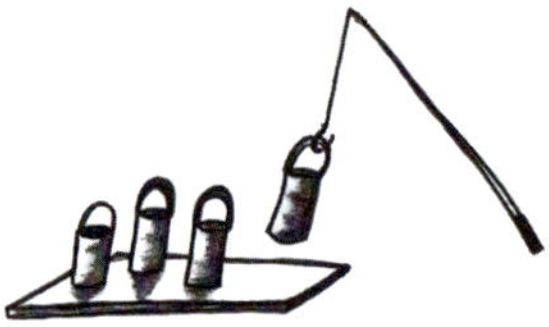

Abb. 52: Dosenangeln

Kegeln

Benötigtes Material: Ball, Kegel
Spielverlauf: Die Kinder bekommen einen Ball auf das Pferd gereicht. Sie werden in ungefähr zwei bis drei Meter Entfernung an einigen aufgestellten Kegeln vorbeigeführt. Indem sie den Ball in Richtung Kegel kullern lassen, versuchen sie, die Kegel umzuwerfen (Abb. 53).

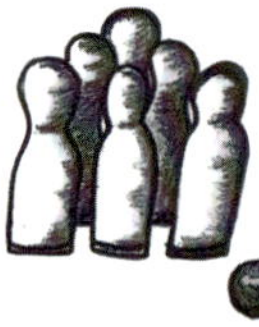

Abb. 53: Kegeln

Ballabwerfen

Benötigtes Material: Wasserball, kleine, feste Gummibälle
Spielverlauf: Vor einer in den Sand gemalten Linie liegt ein Wasserball. Die ReiterInnen erhalten die Gummibälle und werden in einigem Abstand an dem Wasserball vorbeigeführt. Sie haben dabei die Aufgabe, den Wasserball abzuwerfen, um ihn so über die Linie zu treiben.

7 Pferdezirkus

Manchmal wünschen sich Kinder, mit den Pferden „Zirkus" zu spielen.

Durch Nachfragen können die Kinder zum Überlegen gebracht werden, welche Rolle sie sich für sich selbst und ihr Pferd in diesem Spiel vorstellen könnten und wie man diese Ideen mit seinem Pferd einüben und dem Publikum vorstellen könnte.

TIPP

Es gibt viele Möglichkeiten, dieses Spiel zu entwickeln. Wichtig ist es, die Kinder dort abzuholen, wo sie stehen und sie nicht zu überfordern.

Sehr wirkungsvoll ist es, wenn man die „Kunststücke" mit passender Zirkusmusik einübt und vorführt. Eine Manege ist schnell aus z. B. Flatterband und Kunststoffpfählen aufgebaut, als Untergrund eignen sich Gras, Sand oder Sägespäne am besten.

Selbstverständlich müssen auch hier die Pferde vorher an die Manege, die Kostüme, die Musik und an sämtliche verwendete Materialien gewöhnt werden, um die Kinder keinem Risiko auszusetzen.

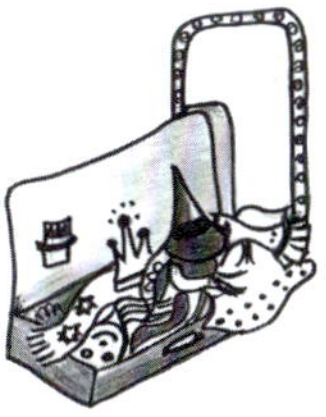

Abb. 54: Kostüm-Schatzkiste

Die Kostümierung: Sehr wichtig für viele Reitkinder sind bei diesem Spiel der Verkleidungskoffer, Schminke und ein großer Spiegel, um als Zirkuskünstler aufzufallen (Abb. 54).

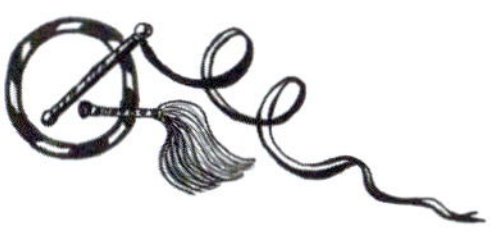

Abb. 55: Zirkus-Material

Das Zubehör (Abb. 55)**:** Mit Kindergartenkindern und Grundschülern, die auf ihrem Pferd geführt

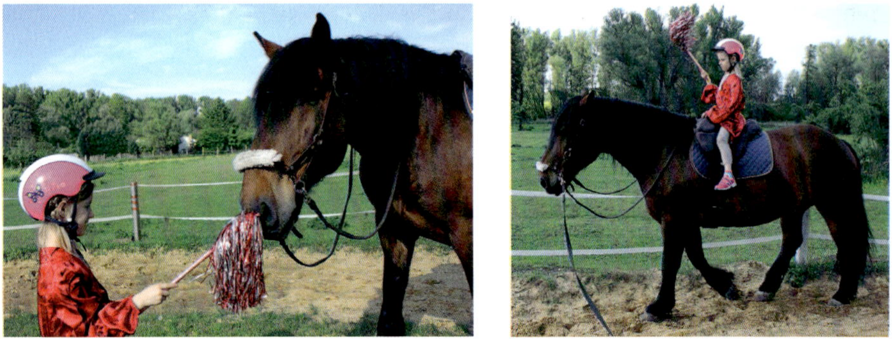

Abb. 56: Spaß mit Cheerleader-Pompons

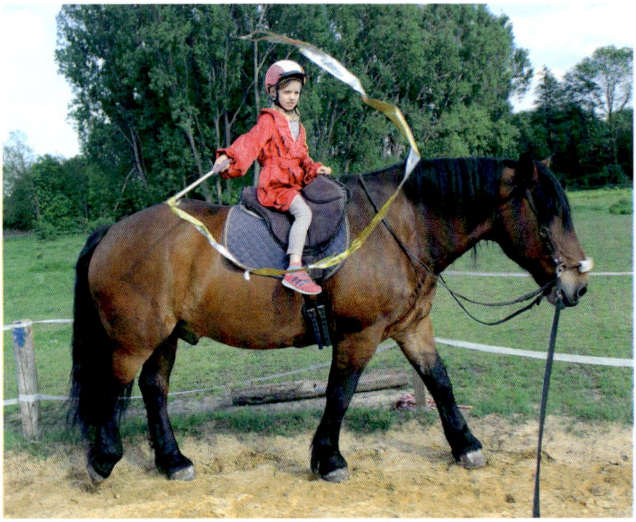

Abb. 57: Ein Gymnastikband macht sich auch auf dem Pferderücken gut.

werden, kann man kleine Übungsfolgen mit Cheerleader-Pompons (Abb. 56), Glitzerreifen oder Gymnastikbändern (Abb. 57) vorführen.

Kür mit Musik: Fortgeschrittene Kinder, die alleine reiten, können eine gerittene Kür zu einem in Tempo und Rhythmus passenden Musikstück vorführen (Abb. 58).

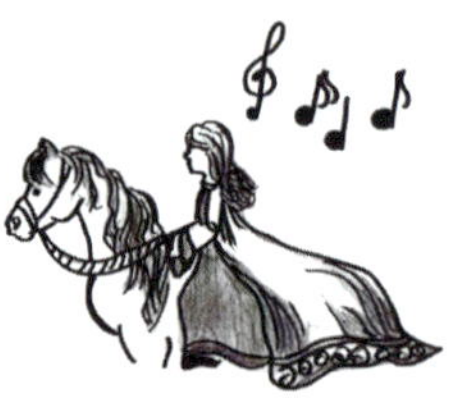

Abb. 58: Kür mit Musik

Voltigier-Übungen: Richtige KunstreiterInnen können fortgeschrittene Voltigier-Übungen vorführen.

Sehr wirkungsvoll ist es, wenn zwei Kinder (z. B. auch zu passender Musik) gleichzeitig auf dem Pferderücken turnen.

Zirkuslektionen für Pferde: Ein besonderer Hingucker für das Publikum ist es natürlich, wenn die Kinder mit den Pferden (vorher eingeübte) Zirkuskunststücke vorführen. Pferde lernen meist ziemlich schnell auf ein Podest zu steigen (Abb. 59) oder „Kompliment" zu machen.

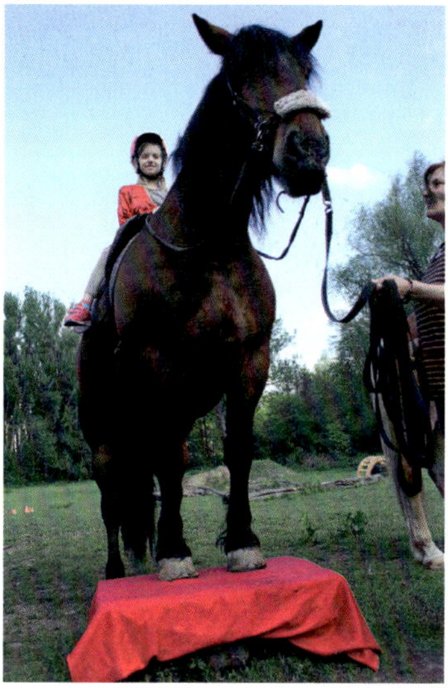

Abb. 59: Ein besonderer Ausblick von oben auf dem Podest

TIPP

Zum Beispiel haben wir einen Kaltblüter, der einen Teppich ausrollt und Fußball spielt.

Vorführen der Ritter- und Indianerspiele: Manche Kinder präsentieren gerne ihren Mut und ihre Geschicklichkeit bei Ritter- oder Indianerspielen vor Publikum.

Mit passenden Kostümen und spannungsgeladener, angemessener musikalischer Untermalung macht dies einen besonderen Eindruck auf die Zuschauer (Abb. 60)!

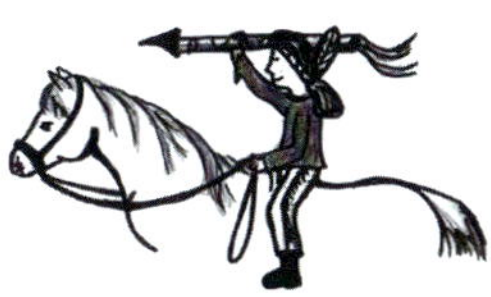

Abb. 60: Ritter-Vorführung

8 Das Reiten mit inneren Bildern

Sowohl Kindern auch uns Erwachsenen fällt es leichter, etwas zu lernen oder sich etwas zu merken, wenn man eine „Gedankenstütze", bzw. ein anschauliches „inneres Bild" benutzt. Damit lassen sich auch herkömmlich zugerufene Befehle des konventionellen Reitlehrerstils, den viele als Kinder in der Reitausbildung noch kennenlernten, sinnvoll ersetzen. Die Kinder können mit inneren Bildern, die sie in ihrem Kopf entstehen lassen, den Reitaufgaben besser gerecht werden, weil sie eher verstehen, was gemeint ist und von ihnen verlangt wird.

Interessant ist, dass die Pferde unter den ReiterInnen, die mit inneren Bildern reiten, meiner Erfahrung nach sehr entspannt und zufrieden gehen. Man gewinnt den Eindruck, dass Pferd und ReiterIn ein harmonisches Paar abgeben.

Im Folgenden findet sich eine Gegenüberstellung herkömmlicher „Kommandos" und Ideen für die Verwendung innerer Bilder:

- Aus „Sitz gerade!" wird: „Stell dir vor, du bist eine Blume. Dein Oberkörper, deine Arme und dein Kopf sind der Stiel, die Blütenblätter und die Blüte, die wachsen kerzengerade nach oben in den Himmel. Deine Beine sind die Wurzeln, sie wachsen lang und gerade in den Boden hinein." – oder: „Stell Dir vor, Du bist ein Einkaufsbeutel, Dein Kopf ist der Henkel, der hochgehalten wird, Dein Körper ist der volle Einkaufsbeutel, der nach unten hängt!"
- Aus „mit dem Pferd mitgehen" wird: „Stell dir vor, du sitzt in einem Boot und fährst damit durch die Wellen. Du hüpfst nicht hoch und knallst wieder auf den Sitz, sondern gleichst die Wellenbewegung sanft und geschmeidig mit deinem Körper aus" (z. B. beim Trab aussitzen).
- Aus „Mache kein Hohlkreuz!" wird: „Stell dir vor, du bist ein Drachen mit einem langen, schweren Schwanz, der nach unten hängt."

- Aus „Atmen" wird: „Stell dir vor wie die Luft, die du einatmest, durch deinen ganzen Körper fließt, durch die Beine bis zu den Zehen und durch die Arme und Hände bis zu den Fingerspitzen. Beim Ausatmen lässt du die ganze Anspannung aus deinem Körper herausfließen, so dass er sich weich, locker und geschmeidig mit dem Pferd mitbewegen kann". Hier ist ebenfalls eine gute Möglichkeit, die Kinder den Gegensatz fühlen zu lassen: „Halte mal die Luft an und fühle, wie dein Körper hart und angespannt wie ein Brett wird. Nun atme tief durch deinen ganzen Körper und fühle, wie dein Körper wieder weich und beweglich wird. Was wird sich wohl für dein Pferd angenehmer anfühlen?"
- Aus „gerade aufstehen beim Leichttraben" wird: „Stell dir vor, du schiebst jedes Mal, wenn Du beim Leichttraben aufstehst, mit deinem Bauch mit Schwung die Luft vor dir weg!"
- Aus „Beine ran beim Losreiten" wird: „Umarme Dein Pferd mit den Beinen einmal kurz!"

9 Wissensspiele rund um das Pferd

Die in diesem Teil des Buches zusammengetragenen Aufgaben haben die Funktionen, den Kindern nicht nur praktische Fähigkeiten, sondern auch theoretisches Wissen zu vermitteln: Der Erwerb von Wissen über die Tiere und ihre Bedürfnisse ist aktiver Tierschutz!

Ein weiterer Grundgedanke für die Erstellung theoretischer Aufgaben entsprang dem Wunsch, die Kinder auch bei schlechtem Wetter (Regen, Glatteis) sinnvoll zu beschäftigen.

Die zugehörigen **Kopiervorlagen** (Anhang) dienen zur theoretischen Vorbereitung für die im Buch enthaltenen Reitprüfungen.

Die Wühlkiste

Die „Wühlkiste" ist ein großer, bunt angemalter Karton, in welchem sich viele unterschiedliche Sachen befinden können: ein Buch, ein Ball, Stifte, ein Schuh, ein Plüschtier, ein Halfter, ein Strick, Putzzeug, ein Hufeisen …

Über die Kiste wird ein großes Tuch gelegt, sodass man den Inhalt nicht sehen kann. Die Kinder erfühlen die Gegenstände unter dem Tuch und holen alles heraus, was mit Pferden zu tun hat.

Hofmemory

Für das Hofmemory werden verschiedene Dinge fotografiert, die sich auf dem Hof befinden und etwas mit dem Reiten zu tun haben (Abb. 61). Die Abbildung zeigt als Anregung einen Ausschnitt aus diesem Spiel.

TIPP

Wenn die Bilder laminiert sind, kann man sie bei jedem Wetter draußen verwenden.

Detailspiel

Das Detailspiel wird als optische Wahrnehmungsaufgabe verwendet, oder einfach als Knobelaufgabe (Abb. 62). Dieses Spiel kann bei Regenwetter im Haus gespielt werden, die Kinder haben dann die Aufgabe, die einzelnen Körperteile eines Pferdes zu benennen. Es kann aber auch bei den Pferden gespielt werden, indem den Kindern eine Karte gezeigt wird, das entsprechende Körperteil am Pferd benennen und zeigen.

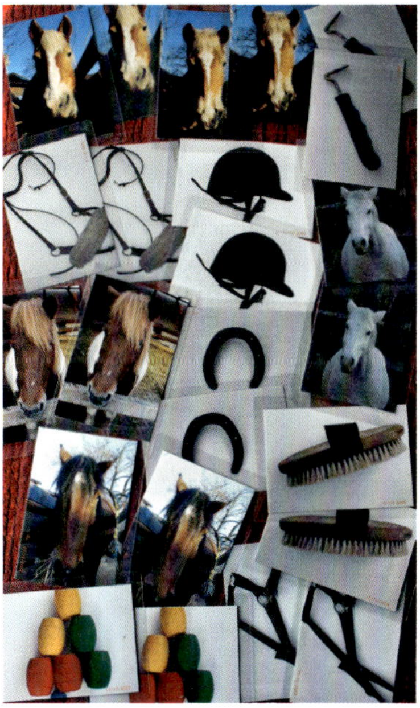

Abb. 61: Hofmemory

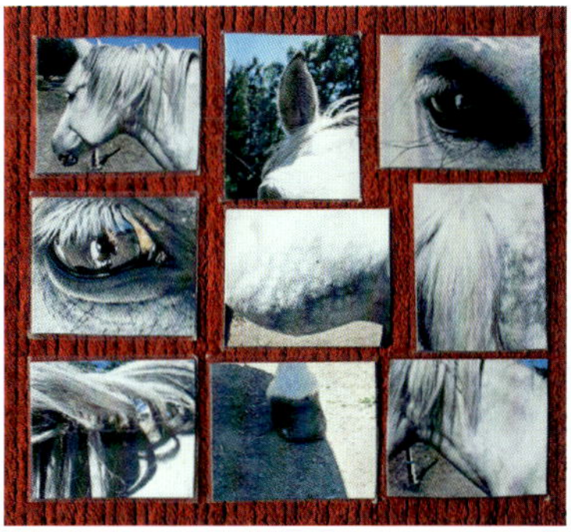

Abb. 62: Detailspiel

Das Pferdespiel

Das Spielbrett und das zugehörige Material für das Pferdespiel kann gemeinsam mit den Kindern entwickelt und gebastelt werden. Die Figuren hier sind aus Ton geformt, an der Sonne getrocknet und angemalt (Abb. 63).

Es gibt zwei Spielvarianten: Die leichte Variante kann mit Grundschulkindern oder auch mit älteren Kindern, die einen Entwicklungsrückstand oder eine Behinderung haben, gespielt werden. Die schwierigere Variante ist für Kinder im Sekundarschulbereich.

Die Kinder würfeln und rücken mit den Pferdefiguren entsprechend auf den gelben Feldern vor. Kommen sie auf ein rotes Feld, wird ihnen eine Frage rund um das Pferd gestellt. Das Kind, dessen Figur als erstes das Ziel erreicht, hat gewonnen.

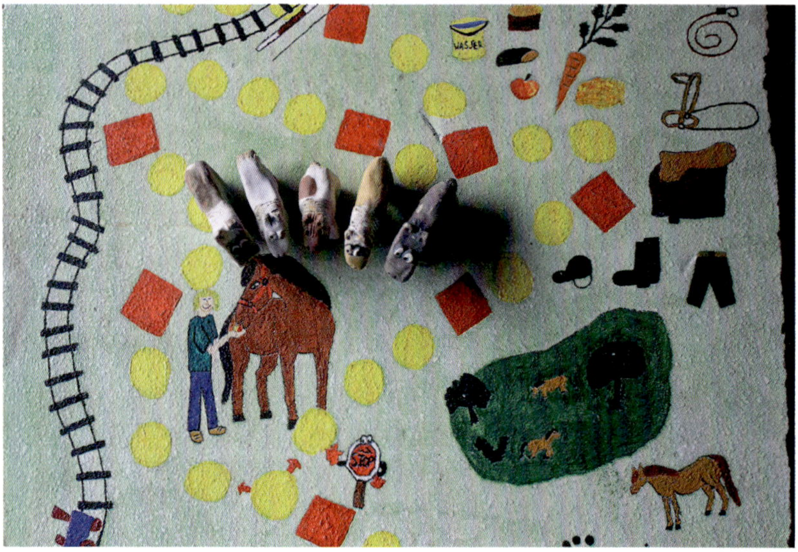

Abb. 63: Das Pferdespiel

Spielfragen (leichte Variante):

1. Wie nähere ich mich meinem Pferd? (von der Seite/vorne, ansprechen, beobachten, ob sich die Ohren zu mir drehen, begrüßen)
2. Ordne die Fußabdrücke richtig zu!
3. Welche Dinge braucht man zum Putzen?
4. Was brauchen Pferde zum Glücklich sein? (andere Pferde, Bewegung, frische Luft, Koppel)
5. Nenne drei Ausrüstungsgegenstände von Pferd und ReiterIn!
6. Nenne drei Dinge, die ein Pferd frisst
7. Dein Pferd erschreckt sich! Wie reagierst Du? (beruhigend auf das Pferd einreden, eine Hand an den Pferdehals legen, selber ruhig bleiben)
8. Wie hält man beim Reiten an? (Beine weich anlegen, schwer machen ausatmen, Zügel verkürzen, sanft annehmen und nachgeben)

Spielfragen (schwerere Variante)

1. Nenne je vier Ausrüstungsgegenstände von ReiterIn und Pferd!
2. Nenne mindestens drei Pferderassen
3. Nenne drei Fellfarben
4. Wie nähere ich mich meinem Pferd? Was mache ich, wenn es sich beim Begrüßen wegdreht? (Kap. 2.1)

5. Wie erkenne ich, dass es meinem Pferd gut geht? (Kopiervorlage im Anhang: **Gesundheitskontrolle**)
6. Nenne sechs Dinge, die Pferde fressen und zwei Dinge, die Pferde nicht fressen dürfen!
7. Wie halte ich mein Pferd an? (Beine weich anlegen, schwermachen, ausatmen, Zügel verkürzen, sanft annehmen und nachgeben)
8. Dein Pferd erschreckt sich! Wie reagierst Du? (beruhigend auf das Pferd einreden, eine Hand an den Pferdehals legen, selber ruhig bleiben)
9. Was ist artgerechte Pferdehaltung?

Pferdepuzzle

Dieses Spiel wird zum Beispiel bei Regenwetter für jüngere Kinder oder Kinder mit Behinderung eingesetzt. Bei der Arbeit mit den Pferden kann man es verwenden, indem sich das Kind für jede erfolgreich absolvierte Übung ein Teil nehmen und es nach der Reitstunde zusammensetzen darf (Abb. 64). Auf diese Weise können Führ- oder Voltigierübungen etwas aufgelockert werden.

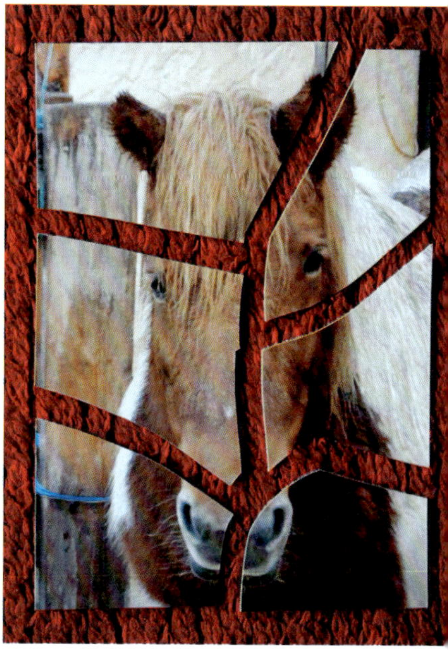

Abb. 64: Pferdepuzzle

Knobelaufgaben mit Arbeitsblättern

Pferdesprache: Es ist sehr wichtig, dass die Kinder die „Pferdesprache lesen lernen" (Kap. 2.1; **Kopiervorlage** im Anhang). Es hilft ihnen, das Pferd besser zu verstehen und angemessen zu reagieren. Das wiederum beugt Missverständnissen vor und erhöht die Sicherheit der Kinder, die mit dem Pferd arbeiten. Dabei werden die Kinder bei der praktischen Arbeit mit den Pferden immer wieder dazu angehalten, die Pferde gut zu beobachten. Es ist wichtig, dass die pädagogischen und therapeutischen Mitarbeiter für das Kind als „DolmetscherIn" des Pferdes fungieren. Dazu gehört auch, dass man dem Kind die Reaktionen des Pferdes erklärt und begründet.

Was braucht ein Pferd zum Glücklich sein? Ebenfalls sollte mit den Kindern besprochen werden, was ein Pferd braucht, damit es ihm gut geht (**Kopier-**

vorlage im Anhang). Lösungsvorschläge für das Ausfüllen der Kopiervorlage sind zum Beispiel:

- „Pferdefreunde" (Haltung in einer Herde oder mit Artgenossen)
- eine Koppel für ausreichend Bewegung
- die Wahlmöglichkeit, drin oder draußen sein zu können (bei jedem Wetter)
- Menschen, die für das Pferd sorgen, es lieb haben und gut pflegen

Artgerechte Pferdehaltung: Auch das Wissen um die Arten der Pferdehaltung und welche Haltung wichtig ist, dass die Pferde glücklich und ausgeglichen sind und ihre Bedürfnisse befriedigt werden, sind wichtig, um mit den Pferden gut umgehen zu können. Hierzu können die Kinder eine kleine Knobelaufgabe lösen (**Kopiervorlage** im Anhang).

Pferdefutter: Da Kinder die Pferde sehr gerne füttern, ist es wichtig, ihnen näherzubringen, was ein Pferd fressen darf und was nicht (**Kopiervorlage** im Anhang).

Checkliste für Pferde – Gesundheitskontrolle: So kann das Kind kontrollieren, ob es seinem Pferd gut geht (**Checkliste** im Anhang). Den Kindern sollte folgendes vorher erklärt werden:

Wenn du dein Pferd gut beobachtest, wenn du bei ihm bist, wirst du merken, wenn es ihm mal nicht gut geht. Es ist wichtig zu wissen, dass Pferde keinen Ton für Schmerz haben. Ein Hund zum Beispiel kann winseln, wenn er Schmerzen hat. Eine gute Gelegenheit, genauer hinzuschauen, ist, wenn du dein Pferd putzt.

Ausrüstung für Pferd und ReiterIn: Auch bei der Ausrüstung sollten sich die Kinder gut auskennen (**Kopiervorlage** im Anhang). Hier kann man zusätzlich erklären, wie die Ausrüstung gepflegt werden sollte.

Körperpflege für Pferd und ReiterIn: Die richtige Pflege der Pferde ist ein wichtiger Bestandteil der täglichen Arbeiten rund um das Pferd (**Kopiervorlage** im Anhang).

Sattelteile: Da der Sattel am Pferd beinahe täglich im Gebrauch ist, ist es für die Kinder wichtig zu wissen, was an ihm dran ist, und dass der Sattel dem Pferd genauso gut passen muss wie einem Mensch der Schuh (**Knobelaufgabe und Lösungen** im Anhang).

10 Spiele zur Entwicklung sozialer Kompetenzen

Der Notfallkoffer

„Notfallkoffer" ist ein Problemlösungsspiel zur Entwicklung sozialer Kompetenzen wie Einfühlungsvermögen, Teamgeist, faires Verhalten, Achtsamkeit, Hilfsbereitschaft ...

Benötigtes Material: Kinderkoffer mit rotem Kreuz, Problemliste, Bildkarten mit Lösungsvorschlägen, den Fähigkeiten der Kinder entsprechend vorbereitete Hindernisstrecke mit Start- und Zielpunkt

Spielverlauf (Abb. 65): Die Kinder treffen sich mit dem/der SpielführerIn am Startpunkt. Eine Aufgabe von der Problemliste wird verlesen. Von den ausgelegten Bildkarten wählen die Kinder eine Karte aus, die ihrer Meinung die Lösung des Problems symbolisiert und begründen vor der Gruppe ihre Wahl. Nun nimmt jedes Kind seine ausgewählte Karte, übernimmt sein Pferd von einem/einer HelferIn und führt es durch die Hindernisstrecke zum Zielpunkt. Dort steht der offene Notfallkoffer bereit, in den die Lösungskarte gelegt wird. Danach treffen sich die Kinder wieder am Startpunkt, um die nächste Aufgabe zu hören und die nächste Lösungskarte auszuwählen!

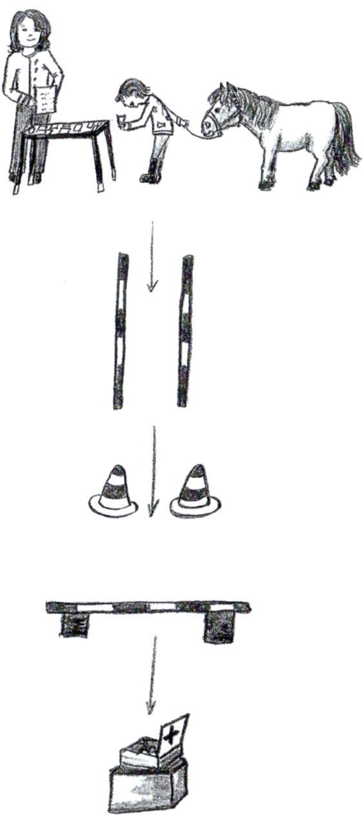

Abb. 65: Notfallkoffer

Empfohlen werden nicht mehr als vier bis fünf Durchgänge. Voraussetzung für dieses Spiel ist, dass die Pferde mit den Hindernissen vertraut sind (z. B. Gasse, auf dem Boden liegende Stangen, Cavalettis, Slalom) und, dass die Kinder bereits gelernt haben, wie man ein Pferd über eine Hindernisstrecke führt.

Problemliste

- Paul aus deiner Klasse ist krank. Es muss zu Hause im Bett liegen und langweilt sich sehr. Was könntest du tun, damit er merkt, ihr denkt an ihn und damit er sich nicht mehr so langweilt?
- Lisa aus deiner Klasse zieht mit ihren Eltern in eine andere Stadt. Sie ist traurig, weil sie dann nicht mehr mit euch zusammen sein kann. Wie könntest du ihr helfen?
- Max aus deiner Klasse wird immer geärgert. Was kannst du unternehmen, um ihm zu helfen?
- Maria ist schlecht in Sport. Wie könntest du sie dabei unterstützen, besser zu werden?
- Lena hat keine Freunde in der Klasse und steht immer allein abseits. Wie kannst du ihr helfen, mehr Kontakt zu kriegen und Freunde zu finden?
- Ein Erstklässler fällt hin und weint. Dein Freund geht einfach weiter. Was kannst du tun?

Ideen für **Bildkarten** (zum selbst gestalten oder als Kopiervorlage im Anhang): Telefon, Stopp, gemeinsames Wochenende, Lehrerin fragen, Einladung, Geschenk, Spielenachmittag, Gruppengespräch, mailen, zusammen trainieren, ein Blumenstrauß, gemeinsames Üben, eine Party feiern, „ich helfe dir", „ich beschütze dich", „lasst ihn in Ruhe", Hilfe anbieten, Fußball, Gute-Besserungs-Brief, gemeinsame Abenteuer und einige Joker für eigene Ideen

Kartonturm bauen

Ein Teamspiel zur Entwicklung sozialer Kompetenzen wie Teamgeist, Durchhaltevermögen, gemeinsam an einem Strang ziehen, Wettbewerbseifer und gemeinsam Spannung und Spaß erleben. Nebenbei ist es auch eine gute Übung zur Entwicklung der Konzentration, der Aufmerksamkeit, des Gleichgewichtsgefühls und der Feinmotorik.

Benötigtes Material: verschieden große Pappkartons

Spielverlauf: Das Spiel wird mit zwei bis drei Kindern gespielt. Jedes Kind sitzt auf einem Pferd, welches im Kreis geführt wird. An einer bestimmten Stelle wird auf der rechten Seite der Kartonturm gestapelt, auf der linken Seite wird der Weg begrenzt, damit das Pferd nicht ausweichen kann. Dem Kind wird von einem/einer HelferIn ein Karton gereicht, den es vom Pferd aus auf den Turm stapelt (Abb. 66).

TIPP

Der Wettkampfeifer der Kinder kann angefacht werden, wenn man die Turmbau-Rekorde der einzelnen Gruppen ermittelt.

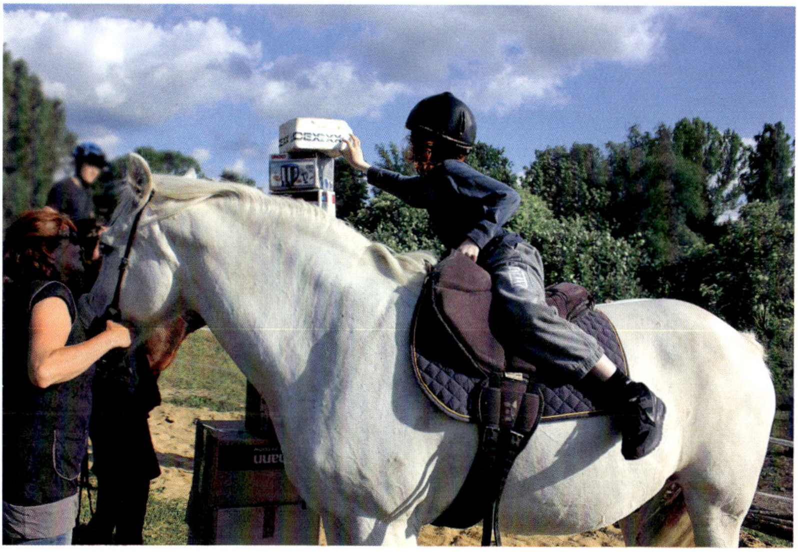

Abb. 66: Kartonturm bauen

Der Freundschaftszauber

Ein Teamspiel zur Entwicklung sozialer Kompetenzen, wie Akzeptanz, Respekt, Einfühlungsvermögen, dem Wunsch, dem Anderen Gutes zu tun, sich wohlwollend und unterstützend zu verhalten.

Benötigtes Material: Verkleidungskoffer mit verschiedenen Kostümen und Accessoires, ein Zauberstab

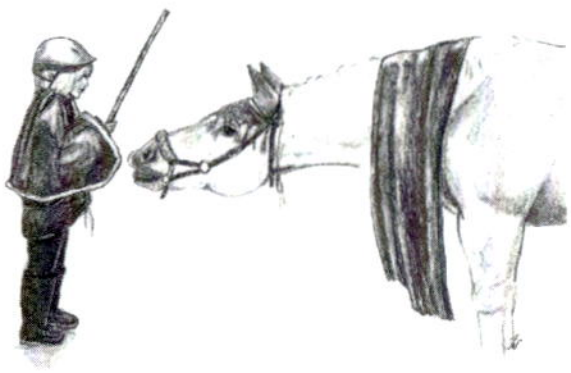

Abb. 67: Freundschaftszauber

Spielverlauf: Ein Kind verkleidet sich als Zauberer und ein Pferd wird als Zauberpferd verkleidet (z. B. indem bunte Tücher und Gardinen über seinen Hals und Rücken gehängt werden, Abb. 59). Der „Zauberer" auf seinem Zauberpferd spricht einen Zauberspruch und ergänzt ihn mit einem freundlichen, wohlwollenden Wunsch an das Kind, welches vor ihm steht (Abb. 68): *„Hokus, Pokus, Fidibus, dreimal schwarzer Kater – Max, ich wünsche dir, dass du ganz mutig wirst."*

Spielvariante: Ein Kind sitzt auf dem Zauberpferd und erhält von jeder der umstehenden Personen ein Kompliment: *„Ich mag an dir, dass du gut zuhören kannst/so ein guter Freund bist/dich so gut um Dein Pferd kümmerst/so hilfsbereit bist …!"*

TIPP

Hier gibt es unbegrenzte Möglichkeiten, die auf den „Beschenkten" aufbauend wirken können und dabei helfen, sein Selbstbild positiv zu entwickeln.

Komplimente-Runde

Die Komplimente-Runde ist ein Teamspiel zur Entwicklung sozialer Kompetenzen wie Offensein für Andere, den Anderen mit wohlwollenden Augen zu betrachten, seine guten Seiten zu erkennen und zu benennen – aber auch auszuhalten, im Mittelpunkt zu stehen und Komplimente anzunehmen.

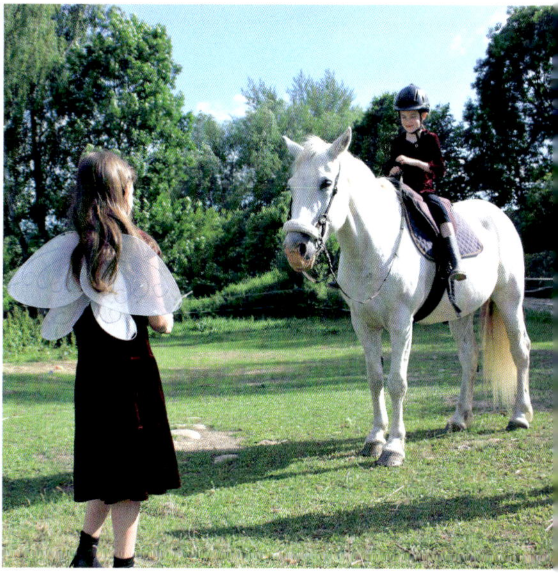

Abb. 68: Zwei Feen und ein Pferd

Variante 1: Die Kinder stehen bei einem Pferd, das mit Komplimenten beschenkt werden soll. Reihum sagen die Kinder dem Pferd einige nette Worte, vielleicht verbunden mit einem liebevollen Streicheln: *„Ich finde an dir toll, dass du beim Reiten so lieb und geduldig bist und gut auf mich achtest!"* – oder: *„Ich fand toll, dass du heute beim Reiten so mutig warst, als die Tüte über die Straße geflogen ist und du dich so erschreckt hast!"* Dabei sind der Phantasie keine Grenzen gesetzt.

Variante 2: Der/die ReiterIn steht neben dem Pferd oder sitzt auf seinem Rücken und benennt, was er an seinem Pferd und an sich selbst gut findet.

Variante 3: Der/die ReiterIn sitzt auf dem Pferd und jedes Kind aus der Gruppe macht dem/der ReiterIn ein Kompliment, z. B.: „Ich finde gut an dir, dass du mit so viel Geduld mit deinem Pferd die neue Aufgabe geübt hast.", oder „Ich fand es sehr mutig von dir, dass du dein Pferd so beruhigt und beschützt hast, als es sich heute so erschrocken hat."

Variante 4: Zwei Kinder werden auf ihren Pferden nebeneinanderher geführt. Sie ziehen abwechselnd eine Aufgabenkarte, erfüllen aber Beide die jeweilige Aufgabe, wobei sie sich auf ihren/ihre MitreiterIn beziehen (Vorschläge für **Aufgabenkarten** befinden sich als Kopiervorlage im Anhang).

Das Interview-Spiel

Das ist ein Teamspiel zur Entwicklung sozialer Kompetenzen wie der Fähigkeit, zu Anderen Kontakte zu knüpfen, Besonderheiten und Eigenheiten Anderer zu akzeptieren und zu tolerieren und Interesse am Anderen durch angemessene Fragestellungen zu signalisieren.

Benötigtes Material: laminierte Kärtchen mit **Fragestellungen** (Hilfestellung, können durch eigene Ideen ergänzt werden, Kopiervorlage im Anhang), ein weicher Ball (z. B. aus Schaumstoff)

Spielverlauf: Der/die SpielführerIn steht mit dem Ball in der Mitte des Zirkels. Die MitspielerInnen werden auf ihren Pferden von HelferInnen im Kreis um den/die SpielführerIn herumgeführt. Der/die SpielführerIn stellt eine Frage und wirft einem/einer MitspielerIn auf seinem Pferd den Ball zu. Diese/r beantwortet die Frage und wirft den Ball zurück. Danach ist der/die Nächste an der Reihe.

Die Liste für Fragestellungen kann beliebig fortgesetzt werden. Wichtig ist, dass den MitspielerInnen vorher gesagt wird, dass sie auf Fragen, die ihnen unangenehm sind, nicht antworten müssen.

Pantomime „Gefühle raten"

„Gefühle raten" ist ein Teamspiel zur Entwicklung sozialer Kompetenzen wie verschiedene Gefühle darzustellen oder bei Anderen wahrzunehmen, zu erkennen und zu benennen, ohne dass dieser verbale Sprache einsetzt.

Spielverlauf: Die Kinder werden auf ihren Pferden nebeneinanderher geführt. Ein Kind stellt pantomimisch ein Gefühl dar: lustig, traurig, wütend, gelangweilt, ängstlich … Die MitreiterInnen versuchen, das Gefühl zu erraten. Wem das gelingt, darf das nächste Gefühl darstellen.

Pantomime

Wie „Pantomime Gefühleraten", nur dass keine Gefühle, sondern Tätigkeiten dargestellt werden. Die Kinder stellen z. B. dar, was sie besonders gut können und die Anderen dürfen wiederum raten. Dieses Spiel eignet sich sehr gut zur Entwicklung des positiven Selbstbildes und des Selbstvertrauens

Für MitspielerInnen, denen es an eigenen Einfällen mangelt, gibt es **Kärtchen mit Ideen**, aus denen sie eine Tätigkeit auswählen können, die sie darstellen können (Kopiervorlage im Anhang).

Das Seilspiel

Das Seilspiel ist ein Teamspiel zur Entwicklung sozialer Kompetenzen wie sich aufeinander einzustellen, auf den Anderen zu achten oder zusammen zu arbeiten (Abb. 69).

Benötigtes Material: ein Seil oder Führstrick

Spielverlauf: Zwei Kinder werden auf ihren Pferden mit ungefähr 1,50 Meter Abstand nebeneinander hergeführt. Jedes Kind hält ein Ende eines Seiles, welches leicht durchhängen sollte. Nun schwingen beide Kinder das Seil zwischen sich mit der Aufgabe: *„Stellt Euch vor, auf dem Seil sitzt ein Äffchen, das schaukeln möchte."*

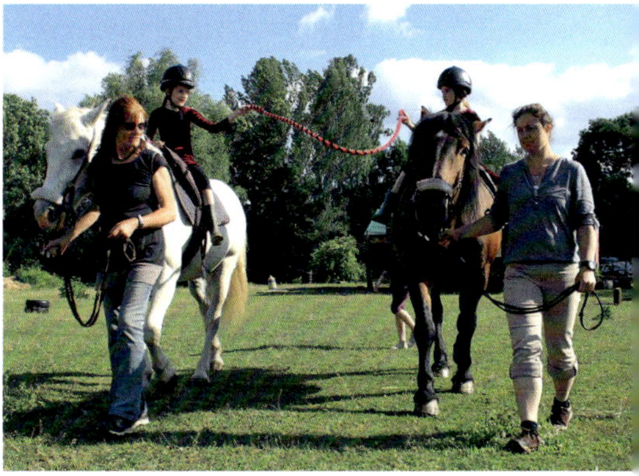

Abb. 69: Das Seilspiel

Varianten:

- „Lasst das Seil vorwärts/rückwärts kreisen."
- „Haltet beide das Seil ganz hoch und macht damit eine Brücke, sodass ein Kind hindurch laufen kann."
- „Lasst das Seil ganz weit hinunter hängen. Reicht es bis auf die Erde?"

Bei allen Varianten muss man gut darauf achten, dass die Kinder in der Mitte des Sattels sitzen bleiben.

> **!** Beide Pferde müssen sich kennen und verstehen. Sie müssen gut nebeneinander geführt werden. Man sollte den Kindern vorher deutlich machen, dass sie das Seil lieber loslassen, falls es mal unversehens zu straff wird, damit sie nicht vom Pferd gezogen werden. Beide Pferde sollten an ein neben ihnen schwingendes Seil gewöhnt sein.

Zielwerfen als Teamspiel

Ein Teamspiel zur Entwicklung sozialer Kompetenzen wie gemeinsam eine Aufgabe in Angriff zu nehmen und sie bestmöglich zu erfüllen, um für das Team ein gutes Ergebnis zu erreichen.

Benötigte Materialien: Eine große Zielscheibe, die beispielsweise mit einem Stock in den Sand gemalt und mit Punktzahlen beschriftet wurde, sowie für jede/n MitspielerIn drei Gegenstände zum Werfen, z. B. Tannenzapfen, kleine Sandsäckchen oder Stoffbälle

Spielverlauf: Die MitspielerInnen werden auf ihren Pferden in einem Kreis mit etwa zwei Meter Abstand zur Zielscheibe geführt. Sie werfen ihre Bälle nacheinander und versuchen, möglichst dicht in Richtung Innenkreis mit der höchsten Punktzahl zu treffen.

Es werden drei Durchgänge gespielt. Bei jedem Durchgang wird die Gesamtpunktzahl aller MitspielerInnen ermittelt und mit denen der anderen Durchgänge addiert. Auf diese Weise erreicht man, dass die Kinder nicht gegeneinander, sondern miteinander spielen. Spielt man dieses Spiel mit mehreren Gruppen, kann man die Gesamtpunktzahlen miteinander vergleichen und stellt so eine Wettbewerbssituation her, die motivieren kann, zu „Höchstleistungen aufzulaufen“.

Das Begegnungsspiel

Ein Spiel zur Entwicklung sozialer Kompetenzen wie die Fähigkeit, zu kommunizieren, das Erkennen und Akzeptieren der Grenzen des Anderen, der Fähigkeit „dranzubleiben“, auch wenn etwas mehr Mühen erfordert, das Überwinden von Ängsten und Unsicherheiten und das Wahrnehmen, ob jemand Unterstützung benötigt (Abb. 70). Dieses Spiel wird zwischen den freilaufenden Pferden im Offenstall, im Auslauf oder auf der Koppel gespielt.

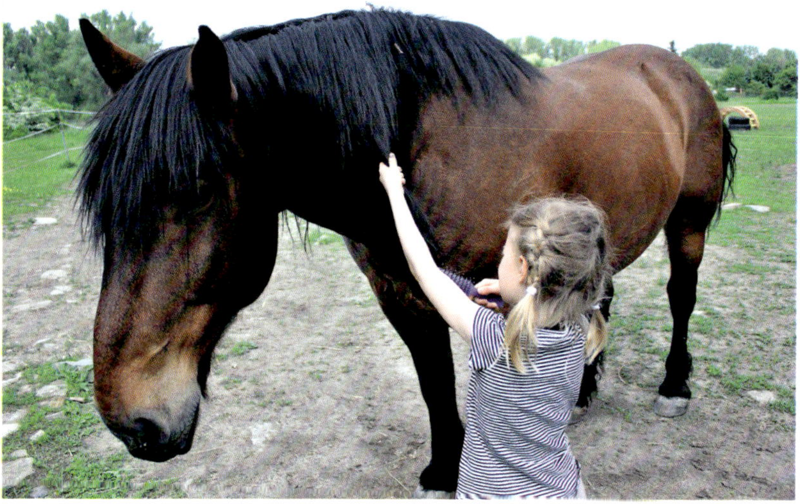

Abb. 70: Das Begegnungsspiel

Benötigte Materialien: **Begegnungsaufgaben** auf Kärtchen (Kopiervorlage im Anhang), die von den Kindern verdeckt gezogen werden und ggf. Materialien, die für die Erfüllung der einzelnen Aufgaben benötigt werden

Spielverlauf: Ein Kind zieht eine Aufgabe, welche von allen Kindern gemeinsam erfüllt wird (Abb. 71).

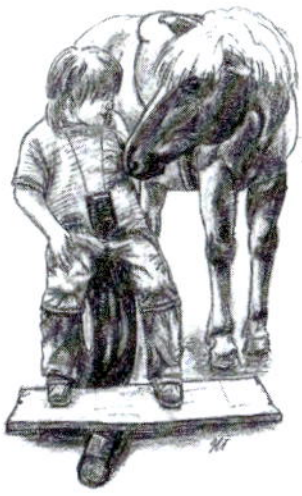

Abb. 71: Die Aufgabe ist erfüllt

Führen als Teamaufgabe

Mit diesen Übungen lernen die Kinder, sich aufeinander sowie auf ihr Pferd einzustellen, aufeinander zu achten und gemeinsam und miteinander an einem Ziel zu arbeiten.

Indem sie sich in der Rolle des „Bestimmers" abwechseln, üben sie zum einen das Übernehmen von Verantwortung, umsichtiges, klares und entschlossenes Handeln in der Führungsposition, in welcher sie auch ihre Entscheidungen kommunizieren müssen.

Zum anderen ist in der untergeordneten Position ihre Fähigkeit gefragt, sich den Entscheidungen des „Bestimmers" zu fügen, diese mit zu unterstützen und auszuführen und trotzdem zielstrebig und achtsam dem Pferd gegenüber zu agieren.

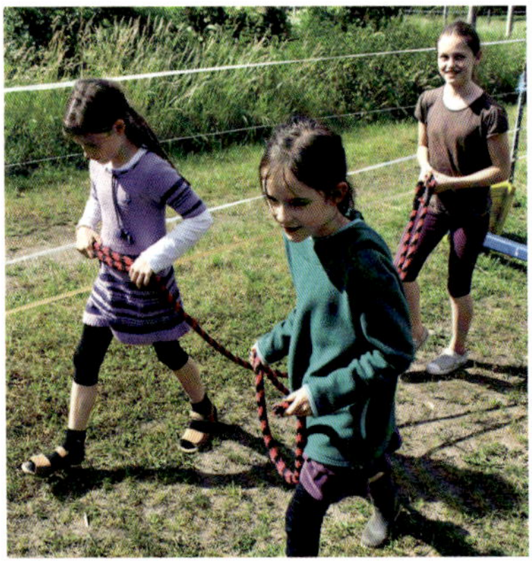

Abb. 72: Führen als Teamaufgabe

Sich bei dieser Übung auf den Partner einzustellen und gleichzeitig auf das Pferd zu achten, fällt den meisten Kindern anfangs nicht leicht. Deshalb bietet es sich an, die Kinder zuerst miteinander üben zu lassen, ehe sie ein Pferd führen (Abb. 72).

Benötigte Materialien: zwei Führstricke, ein einfacher Parcours, wie z.B. eine nicht zu enge Gasse, ein Cavaletti, ein Slalom mit großen Abständen, ein Haltepunkt, ein Tor

Spielverlauf: Zwei Kinder erhalten die Aufgabe, ein Pferd zu zweit durch den Parcours zu führen (Abb. 73). Um zu vermeiden, dass jedes der Kinder das Pferd in eine andere Richtung zieht, wird ein Kind zum „Bestimmer" ernannt. Dieser legt vor der Führübung den Weg und die Reihenfolge der Hindernisse genau fest und teilt das dem unterstützenden Kind mit. Es ist wichtig, den Kindern klar zu machen, dass das Pferd sie nur als „Leittier" ansehen wird, wenn sie vorher den Weg genau festlegen und sich beim Führen einig sind.

Beide Kinder gehen vorne, seitlich vom Pferd (im dominanten Bereich), das Pferd mittig hinter ihnen (im untergeordneten Bereich). Gemeinsam bilden sie mit ihrem Pferd also ein Dreieck. Beim Haltepunkt bleiben beide Kinder gleichzeitig stehen, drehen sich zueinander und machen mit ihren Armen „das Tor zu". Nach der erfolgreichen Durchquerung des Parcours wird der Bestimmer gewechselt.

TIPP

Eine gute Motivation für das Gelingen der Übung ist, wenn die Kinder für jedes erfolgreich absolvierte Hindernis eine gewisse Punktzahl „verdienen“ können – oder wenn man ihnen sagt, sie könnten mit dieser Übung ihre Fähigkeit als tolle TeamarbeiterInnen unter Beweis stellen (für die man sie natürlich, wenn es gut klappt, auch ausgiebig loben darf – das Pferd selbstverständlich eingeschlossen).

Die Rettungsinsel

Mit diesem Bodenarbeitsspiel entwickeln die Kinder soziale Kompetenzen, wie miteinander zu kommunizieren und zu kooperieren, sowie an einem gemeinsamen Ziel zu arbeiten.

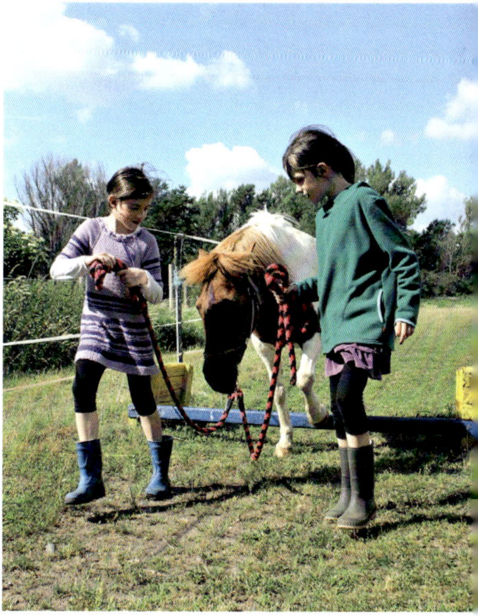

Abb. 73: Ein Kind bestimmt die Richtung, das andere unterstützt

Benötigtes Material: Papier und Stift zum Erstellen einer Liste, ein einfacher Parcours (wie Cavalettis, Gasse, Slalom, Tor, Haltepunkt, Plane, …)

Spielverlauf: Den Kindern wird eine Geschichte erzählt:

„Ihr seid zusammen mit euren Pferden auf einem großen Schiff auf dem Meer unterwegs, als euch ein Sturm überrascht. Zusammen mit euren Pferden könnt ihr euch auf eine einsame Insel retten. Überlegt euch gemeinsam, welche Dinge ihr für euch und eure Pferde dringend zum Überleben braucht. Indem ihr eure Pferde durch einen Parcours führt, habt ihr die Gelegenheit, euch bei jeder mit Erfolg bewältigten Aufgabe des Parcours eine imaginäre Sache von eurer Wunschliste zu verdienen.“

Diese Spielaufgabe hilft den Kindern dabei, motiviert und konzentriert die nun als bedeutsam erlebten Aufgaben in Angriff zu nehmen. Hinterher wird ausgewertet, welche Dinge von der Wunschliste verdient worden sind.

Der Straßenverkehrsparcours

Ein Führspiel zur Entwicklung sozialer Kompetenzen wie gegenseitige Rücksichtnahme, vorausschauendes und umsichtiges Verhalten, gegenseitige Absprachen (z. B. beim gemeinsamen Planen und Aufbauen des Parcours), klares und entschlossenes Verhalten beim Führen des Pferdes.

Benötigte Materialien: Große gemalte Verkehrszeichen z. B. aus Pappe (Vorfahrt beachten, Hauptstraße, Stoppschild, Parkplatz, Fußgängerüberweg, Achtung Straßenverengung, Kreisverkehr, Einbahnstraße, Baustelle, Einfahrt verboten, Spielstraße, Achtung Unebenheiten), ein Parcours aus Stangen, der als Straßenverkehrsübungsstrecke aufgebaut und mit den Verkehrsschildern versehen wird.

Spielverlauf: Wichtig ist, die Pferde vor Beginn der Führübung mit den Verkehrsschildern vertraut zu machen. Die Kinder sollen, bevor sie in den Parcours hineingehen, genau überlegen, wo sie entlanggehen. Sie sollen im Dominanzbereich (seitlich vor dem Pferd) laufen und entschlossen und aufgerichtet vorangehen, um vom Pferd als Leittier akzeptiert zu werden. Sie sollen auch dazu angehalten werden, ihr Pferd nach jeder gelungenen Aufgabe zu loben, um dessen freudige Mitarbeit zu erhalten. Wartende Kinder könnten z. B. als Fußgänger den Fußgängerüberweg überqueren, wenn gerade ein anderes Kind mit einem Pferd entlangkommt, oder mit einer gebastelten Polizeikelle in der Hand die führenden Kinder an einem Haltepunkt stoppen.

Voltigieren zu zweit

Voltigieren zu zweit auf dem Pferd ist eine spielerische Übung zur Entwicklung sozialer Kompetenzen wie aufeinander zu achten, sich gegenseitig zu unterstützen, gegenseitiges Vertrauen aufzubauen, zusammen an einem Ziel zu arbeiten, sich abzusprechen und zu einigen sowie Verantwortung zu übernehmen.

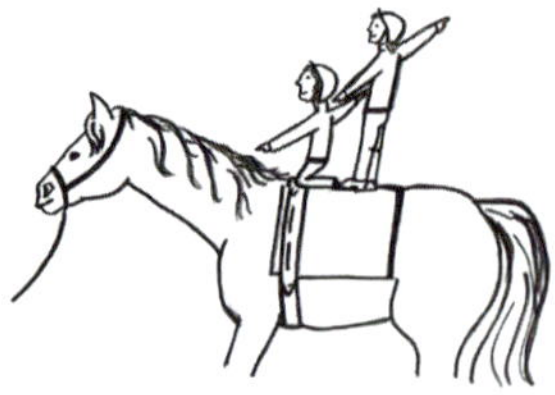

Abb. 74: Zu zweit auf dem Pferd

Das Pferd sollte daran gewöhnt sein, dass zwei Kinder sich gleichzeitig auf seinem Rücken bewegen (Abb. 74). Selbstverständlich muss es einen gesunden, trainierten Rücken haben.

Das Tücherspiel

Ein Spiel zur Entwicklung der Teamarbeit, besonders für jüngere Kinder geeignet. Es wird gemeinsam an einem Ziel gearbeitet. Gleichzeitig üben die Kinder, Farben zu erkennen, zu benennen und richtig zuzuordnen.

Benötigte Materialien: mehrere verschiedenfarbige Tücher, z. B. fünf rote, fünf grüne, fünf blaue und fünf gelbe, dazu für jede Farbe ein passendes Körbchen und verschiedene Gelegenheiten, die Tücher aufzuhängen.

Spielverlauf: Die Tücher werden zuvor von der Spielleitung an verschiedenen Orten aufgehängt, farblich passende Körbe werden an verschiedenen Stellen aufgestellt. Die Kinder werden auf den Pferden zu den Tüchern geführt, nehmen vom Pferderücken aus ein Tuch, benennen die Farbe und zeigen auf den farblich passenden Korb. Dort werden sie mit ihrem Pferd hingeführt (oder sie reiten dahin) und lassen es in den farblich passenden Korb fallen. Das Spiel ist zu Ende, wenn alle Tücher in den farblich passenden Körben liegen.

Das Riesenpuzzle

Riesenpuzzle ist ein Spiel auch schon für jüngere Kinder (ab dem Kindergartenalter) zur Entwicklung der Teamarbeit. Die Kinder üben, zielstrebig und konzentriert zu arbeiten, um sich die einzelnen Puzzleteile zu verdienen. Nach getaner Arbeit winkt als Belohnung der Spaß beim gemeinsamen Zusammensetzen des Riesenpuzzles.

Benötigtes Material: Ein einfacher Parcours für eine Führübung und ein (selbstgebasteltes) Puzzle aus einer großen Pappe mit ungefähr sechs bis zehn Puzzleteilen, die an die einzelnen Hindernisse im Parcours gelegt werden (Abb. 75).

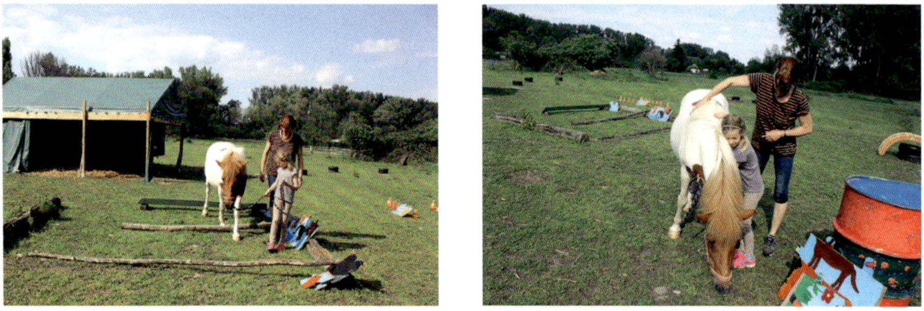

Abb. 75: Im Parcours sind die Riesenpuzzle-Stücke verteilt

Spielverlauf: Den Kindern wird erklärt, dass sie, wenn sie ihre Pferde aufmerksam und achtsam durch den Parcours führen (z. B. ohne sie hinterher zu zerren, die Pferde bei jedem erfolgreich absolvierten Hindernis loben, konzentriert arbeiten und vorher die Reihenfolge der Hindernisse überlegen), sich gemeinsam für jedes Hindernis ein Puzzleteil verdienen können und nach der Führübung das Puzzle zusammensetzen können (Abb. 76).

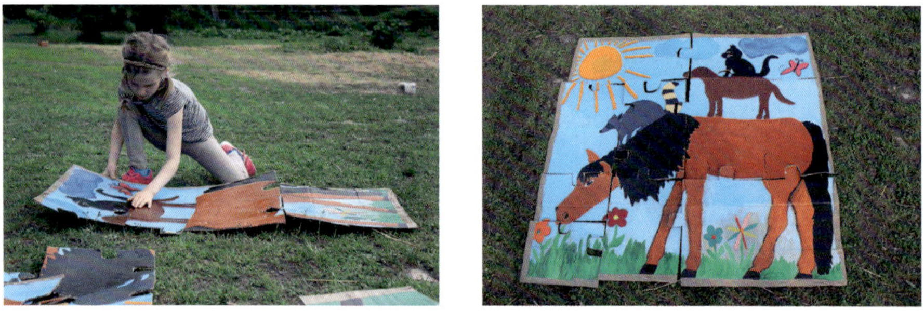

Abb. 76: Wurden alle Teile eingesammelt, können sie zusammengesetzt werden.

Freude schenken

Die ReiterInnen und die PferdeführerInnen überlegen gemeinsam, was sie ihrem Pferd Gutes tun können und nehmen sich etwas Zeit für ein „Pferdeverwöhnprogramm". Das können liebevolle Worte, zärtliche Streicheleinheiten, eine Wohlfühlmassage oder ein Kratzen an den Lieblingsstellen des Pferdes sein. Eigene Ideen, was ihrem Pferd gefällt und wie man ihm eine Freude machen kann, sind eine wunderbare Ergänzung.

Bei Regenwetter bietet sich hier auch an, mit den Kindern **Steckbriefe** für sich und die Pferde zu erstellen (Anhang), in welchen sie ihre eigenen positiven Eigenschaften und die der Pferde aufschreiben und dann vorstellen. Bei Gruppen lernt sich so auch gleich jeder/jede ein wenig kennen.

Rallyes

Bei einer Rallye müssen die Kinder vorgegebene Aufgaben lösen, um z. B. ein Lösungswort zu erhalten.

Rallyes sind Teamspiele und eignen sich deshalb hervorragend zur Entwicklung sozialer Kompetenzen wie sich gemeinsam absprechen, gemeinsam etwas planen und auch durchführen, sich gegenseitig unterstützen, konzentriert arbeiten und dranbleiben, auch wenn es schwierig wird.

Auch Ausritte können als Rallye gestaltet werden, wenn es darum geht, einen Ausritt besonders spannend zu gestalten, Kindern mit Konzentrationsschwächen Aufgaben zu geben, die ihre Aufmerksamkeit fesseln, oder einer Kindergruppe zu helfen, als „Team" zusammenzuwachsen.

TIPP

Wir haben eine Rallye gemeinsam mit Kindern erarbeitet. Sie wurde auf farbiges Papier gemalt und geschrieben und die Karten wurden laminiert (Abb. 77).

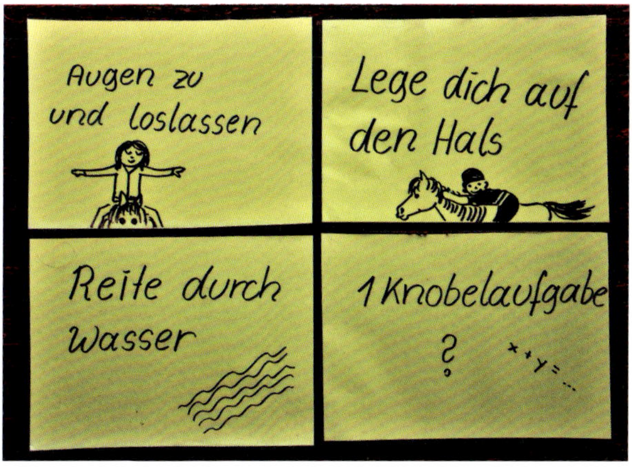
Augen zu
und loslassen
Lege dich auf
den Hals
Reite durch
Wasser
1 Knobelaufgabe
?
x+y=...

Abb. 77: Beispiele für Rallye-Karten

Rallye mit Lösungswort: Die Kinder wählen abwechselnd eine **Aufgabenkarte** (Kopiervorlage im Anhang). Jeder der MitspielerInnen führt die jeweils ausgewählte Aufgabe aus und bekommt dann die Aufgabenkarte. Hinterher setzen die MitspielerInnen gemeinsam ein Lösungswort zusammen, dessen einzelne Buchstaben hinten auf den Aufgabenzetteln stehen.

Die Schatzsuche-Rallye

Bei dieser Rallye wird am Ziel ein kleiner Schatz versteckt. Es ist gut, für diesen Zweck eine kleine Schatzkiste mit kleinen Überraschungen (Flummis, Armbänder, Radiergummis, Stifte, Sticker, o.ä.) vorzubereiten. Auf dem Weg zum Ziel erhalten die Kinder Aufgaben, die sie gemeinsam lösen müssen. Nach erfolgreicher Bewältigung dieser Aufgaben dürfen sie sich zusammen auf die Suche nach dem Schatz machen. Haben sie diesen gefunden, darf sich jeder Teilnehmer eine kleine Überraschung aus der Schatzkiste herausnehmen.

TIPP

Diese Rallye ist bei den Kindern sehr beliebt und wird erfahrungsgemäß oft gewünscht, wenn sie „Wunschprogramm" haben, z.B. wenn ein Kind aus der Gruppe Geburtstag hat oder es die letzte Reitstunde vor den Ferien ist.

11 Spiele zur Bewältigung von Konflikten

TIPP

Hier eignet sich auch das Spiel „Rettungsinsel" (Kap. 10) gut, um zu üben, wie man sich einigt und gemeinsam abspricht.

Wunschzeit

Dieses Spiel eignet sich für einen Ausritt. Auf eine Frage, z. B.: *„Wohin würdest du am liebsten verreisen?"* oder *„Was würdest du am liebsten mitnehmen?"* überlegen sich die Kinder mehrere Lösungen. Danach einigen sie sich auf eine gemeinsame Lösung, die sie dann ansagen.

Grenzen verteidigen

Dieses Spiel eignet sich für Kinder, die ein Problem damit haben, ihre Grenzen wahrzunehmen und zu behaupten.

Die Kinder bauen sich ein „Haus", das heißt, sie legen aus Materialien im Umfeld ein Viereck. Sie stellen sich in ihr „Haus". Die anderen MitspielerInnen kommen nun aus einiger Entfernung und mit grimmiger Miene in schnellem Tempo auf dieses Haus zugelaufen. Die Aufgabe des „Hausbesitzer"-Kindes ist es nun, das Haus zu verteidigen, so dass die AngreiferInnen gar nicht erst die Grenzen des Hauses überschreiten können. Zunächst wird das ohne Pferd geübt. Für manche Kinder ist es eine große Herausforderung, eine Einheit aus ernster Miene, strenger Stimme und entschlossener Körperhaltung herzustellen, so dass sie wirklich überzeugend wirken und die AngreiferInnen an der Schwelle gestoppt werden!

> **!** Dieses Spiel wird selbstverständlich ohne körperliche Angriffe gespielt. Allein die Ausstrahlung, Klarheit und Entschlossenheit soll die AngreiferInnen stoppen.

Als Steigerungsmöglichkeit nehmen die AngreiferInnen ein Pferd am Strick mit. Ein Pferd ist ein guter Spiegel. Nur wenn man überzeugend „Stopp" sagt, wird auch das Pferd anhalten (Abb. 78). Genau diese Fähigkeit ist nicht nur im Umgang mit den Pferden, sondern auch im Alltag wichtig – seine Grenzen wahrzunehmen, sie zu setzen und auch manchmal zu behaupten.

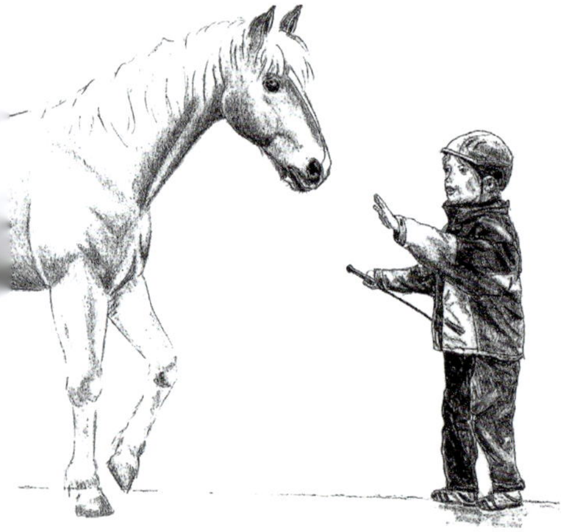

Abb. 78: Das Pferd als Spiegel

Die Streitkiste

Wenn sich Kinder schon vor der Reitstunde streiten, ist es nicht empfehlenswert, sie in dieser Verfassung und unharmonischen Stimmung zu den Pferden zu lassen und so die Arbeit zu beginnen. Die Pferde haben eine feine Antenne für Gefühle und Stimmungen und spiegeln das jeweilige Verhalten wider. In solchen Fällen kann eine „Streitkiste" zum Einsatz kommen.

Die Streitkiste ist ein gestalteter Pappkarton, der verschiedene Möglichkeiten und Alternativen zur Streitschlichtung enthält, aus denen dann die Kinder – oder die ReittherapeutInnen/die BetreuerInnen – eine Idee auswählen und damit die Kinder bei der Streitschlichtung und Einigung unterstützt. Die Streitkiste enthält:

- einen großen Würfel, geeignet für die Einigung bei Streitereien um ein Pferd, um einen Helm, um ein Spiel – vor dem Würfeln wird die Spielregel festgelegt, z. B.: „Wer als Erster eine sechs würfelt, gewinnt ..." oder „Wer die höchste Zahl hat, darf als Erster ...".

- eine Münze für die Einigung durch „Kopf oder Zahl".
- eine Karte auf der die Idee steht „Schnik, Schnak, Schnuk" oder „Schere, Stein, Papier" zu spielen und sich damit zu einigen.
- Emotionskarten: Jedes der streitenden Kinder erhält den Auftrag, unter den ausgebreiteten Karten eine auszuwählen, die zeigt, wie es sich gerade fühlt. Dabei wird festgestellt, dass man beim Streiten keine guten Gefühle hat (Ärger, Wut, Aggressionen, Angst, Sorge, Verletzt sein ...). Nun lässt man die Kinder überlegen, welche Lösungen es geben könnte, mit denen sich beide Parteien gut oder besser fühlen würden.
  Die Kinder wählen nach dem Finden einer gemeinsamen Lösung aus den Karten eine aus, die das nun positivere Gefühl widerspiegelt.

Weiterführende Literatur

Emotionskarten gibt es von verschiedenen Anbietern, zum Beispiel: „Bildkarten Gefühle für Kindergarten und Grundschule" von Monika Bücken-Schaal (Don Bosco-Verlag) oder „80 Bild-Impulse: Gefühle" vom Verlag an der Ruhr.

Emotionskarten können auch selbstgemacht werden. Auf die Frage: „Wie fühlst Du Dich?" malen die streitenden Kinder auf eine Karte ihr aktuelles Gefühl in Form eines Smileys auf. Wer dran ist, zeigt seine Karte und erklärt, wie es ihm gerade geht. Die Kinder versuchen, eine gemeinsame Lösung zu finden, mit der es Beiden bessergeht.

- Friedenssteine: Man braucht dazu eine Tüte mit verschiedenfarbigen Steinen. Die Kinder überlegen, welche Gefühle sie beim Streiten haben. Für jedes Gefühl, welches sie benennen, dürfen sie einen Stein aussuchen und in die Tischmitte legen. Danach überlegen sie: „Was könnte ich tun, damit sich der Andere besser fühlt?" Für jede Idee, die die Kinder haben, dürfen sie wieder einen Stein zurücklegen.
- **Freundschaftsregeln**: Eine Liste von Regeln, um den Anderen zu akzeptieren, zu respektieren und wertzuschätzen. Diese Regeln kann man den streitenden Kindern an die Hand geben (Beispiele als Kopiervorlage im Anhang).

Drillinge

Die Kinder werden bei einem Ausritt geführt. Das Spiel kann mit kleinen Gruppen von zwei bis drei Kindern gespielt werden, oft auch mit Kindern, die sich nicht gut verstehen. Der/die SpielleiterIn stellt eine Frage. Die Kinder haben nun die Aufgabe, sich abzusprechen und bei jeder Frage auf eine Antwort zu einigen. Beispielfragen: *„Nennt mir eure drei Lieblingsfilme!" – „Nennt mit drei Sachen, die ihr gerne esst!" – „Überlegt euch bitte drei Lieblingsspiele!"*

TIPP

Bei diesem Spiel motiviert es die Kinder, wenn man die Fragen so wählt, dass sie Themen betreffen, von denen die Kinder gerne berichten.

12 Spiele zur Entwicklung der Wahrnehmung

12.1 Auditive Wahrnehmung

- Der/die SpielleiterIn steht in der Zirkelmitte, die Kinder werden im Zirkel geführt. Die ReiterInnen werden aufgefordert, mit geschlossenen Augen zu lauschen, wie oft der Spielleiter in die Hände klatscht oder auf ein Tamburin schlägt und sollen diese Anzahl durch Klatschen wiedergeben.
- Der/die SpielleiterIn klatscht eine gewisse Zahl, die Kinder werfen ebenso oft einen Ball oder ein Plüschtier in die Höhe und fangen es wieder auf.
- In der Kreismitte liegen offen verschiedene Dinge, mit denen man Geräusche machen kann, z.B.: Trommel, Tröte, Regenmacher, Pfeife, Glocke, Rassel …! Die Kinder werden dazu angehalten, die Augen zu schließen und der/die SpielleiterIn erzeugt verschiedene Geräusche. Die Kinder sollen erraten, womit das jeweilige Geräusch erzeugt wurde.
- Der/die SpielleiterIn klatscht oder trommelt. Hört er damit auf, gibt das Reitkind dem/der PferdeführerIn das Kommando zum Stehenbleiben.
- Der/die SpielleiterIn erzählt eine kleine Geschichte. Davor wird ein bestimmtes Wort vereinbart. Die Kinder werden auf den Pferden um den/die SpielleiterIn herumgeführt. Ertönt dieses Wort, klatschen die ReiterInnen in die Hände.
- Die Kinder erhalten eine kleine Rahmentrommel o.ä. auf den Pferderücken gereicht. Während sie im Schritt geführt werden, erhalten sie die Aufgabe, auf der Trommel „laut und leise", „langsam und schnell" zu trommeln, oder verschiedene Rhythmen nachzuahmen, die der/die SpielleiterIn ihnen vorgibt.
- Die Kinder auf den Pferden sollen die Augen schließen. Der/die SpielleiterIn oder ein anderes Kind erzeugt in einigem Abstand aus verschiedenen Richtungen Geräusche. Die reitenden Kinder zeigen mit der Hand, aus welcher Richtung das Geräusch kam (Abb. 79).

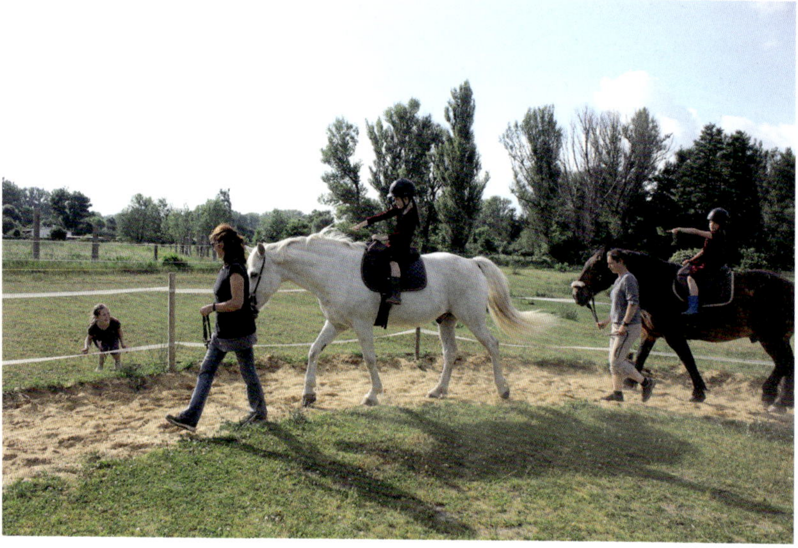

Abb. 79: „Dort höre ich das Geräusch!"

12.2 Visuelle Wahrnehmung

- Die Kinder erhalten nacheinander verschieden farbige Tücher oder Bälle gereicht. Auf dem Reitplatz sind Körbe verteilt, die die Farben der Tücher oder Bälle haben. Die Kinder benennen die Farbe ihres Tuches/Balls, und zeigen, wo der gleichfarbige Korb steht, zu dem sie geführt werden wollen, um ihr Tuch/ihren Ball hinein zu werfen.
- In die Mitte des Zirkels werden verschiedene Dinge gelegt. Die Kinder, die außenherum reiten, prägen sie sich ein und schließen dann kurz die Augen. Währenddessen wird eines der Dinge weggenommen. Die Kinder öffnen die Augen und erraten, welches der Dinge fehlt.
- Während eines Ausrittes wird das Spiel: „Ich sehe etwas, dass du nicht siehst" gespielt. Der/die SpielleiterIn beginnt. Er merkt sich einen Gegenstand in seiner Umgebung, welcher für alle sichtbar sein muss und sagt: „Ich sehe etwas, was du nicht siehst, und das sieht blau aus"! Die Kinder schauen sich nun um und zählen blauen Gegenstände auf, die sie um sich herum entdecken können. Das Kind, welches den Gegenstand errät, den der/die SpielführerIn sich gemerkt hat, ist als Nächste/r dran.
- Die Kinder erhalten die Aufgabe, mit geschlossenen Augen auf dem Pferd einfache Figuren in die Luft zu malen, z. B. eine Sonne, ein Haus, einen Baum, Zahlen, Buchstaben, u. a.!

- Das Gegenteilspiel: Die Kinder erhalten während eines Ausrittes die Aufgabe, gegenteilige Dinge, die sich in ihrem Blickfeld zeigen, zu finden und zu benennen, z. B.: *Suche etwas Hohes und etwas Niedriges – Suche etwas Schweres und etwas Leichtes – Suche etwas Warmes und etwas Kaltes – Suche etwas Langes und etwas Kurzes …*

12.3 Taktile Wahrnehmung

- Den Kindern werden während eines Ausrittes kleine Stoffsäckchen in die Hand gegeben, in die verschiedene Naturmaterialien eingenäht worden sind. Sie sollen durch Fühlen erraten, was in den Säckchen verborgen ist, z. B. Tannenzapfen, Steinchen, Nüsse, Heu, Tannennadeln, Sand, Kastanien, kleine Stöckchen …
- Die Kinder legen während des Reitens ihre Hände an die Schultern, dann auf die Kruppe des Pferdes und erfühlen dessen Bewegungen im Schritt.
- Die Kinder werden auf ihren Pferden durch ein hochgehaltenes Tuch oder einen Flatterbandvorhang geführt, welche ihnen sanft übers Gesicht streichen.
- Eine Übung vom Boden aus ist die „Wühlkiste". In einem großen Karton werden diverse Pferdesachen (z. B. Putzzeug, Reithelm, Halfter, Führstrick, Pferdeleckerlis) sowie einige andere Dinge (z. B. Buch, Löffel, Ball, Plüschtier) hineingelegt. Über die Kiste kommt eine Decke. Die Kinder bekommen die Aufgabe, in der Kiste tastend die Pferdesachen herauszuholen und die anderen Sachen drin zu lassen.
- Der/die SpielleiterIn malt auf den Rücken des Kindes einfache Formen, das Kind soll fühlen, was auf seinen Rücken gemalt wurde und es benennen, oder mit seiner Hand nachmalen.

Besondere Hinweise für die pferdegestützte Arbeit mit Kindern

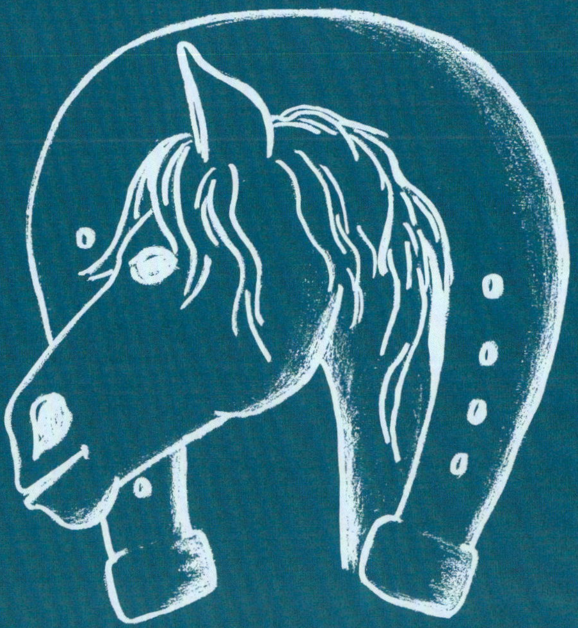

13 Die Heilpädagogische Förderung mit dem Pferd

DEFINITION

„Die **Heilpädagogische Förderung mit dem Pferd** (HFP) ist wie die Hippotherapie, die Ergotherapeutische Behandlung mit dem Pferd sowie der Reitsport für Menschen mit Behinderungen ein Fachbereich des Therapeutischen Reitens. Sie umfasst heilpädagogische Maßnahmen zur ganzheitlichen und individuellen Förderung von Kindern, Jugendlichen und Erwachsenen über das Medium Pferd. Die HFP ist heute in der Pädagogik, der Psychologie und bestimmten Bereichen der Psychiatrie verbreitet. Der Schwerpunkt liegt auf der Ebene der geistigen und sozialen Entwicklung" (DKThr 2018, o.S.).

13.1 Heilpädagogisches Reiten

Beim Heilpädagogischen Reiten steht nicht die reitsportliche Ausbildung im Vordergrund, sondern die Stärkung des Kindes, seine individuelle und allseitige Förderung mit Hilfe des Pferdes. Die Möglichkeit dieser Förderung ist grundsätzlich in allen Bereichen des Umgangs mit dem Pferd gegeben (Pflege des Pferdes, Füttern, Arbeiten „rund ums Pferd", Bodenarbeit und Führübungen, Scheuübungen, usw.), sodass das Reiten selbst nur ein Aspekt dieser Arbeit ist: Für ein Kind ist es ein starkes emotionales Erlebnis, auf einem Pferd zu sitzen (Gäng 2015).

Das „Sich-tragen-lassen" spricht ein Urbedürfnis nach liebevoller Zuwendung, Schutz und Sicherheit an. Es gibt ein Gefühl von Lebensfreude, Größe, Stolz, Mut, Einheit mit einem so mächtigen Kameraden und stärkt sehr das Vertrauen in sich selbst. Durch die dreidimensionalen Bewegungsimpulse werden Gleichgewichtsgefühl, Körperwahrnehmung, Koordination und Motorik gefördert. Seelische und körperliche Spannungen können sich lösen, Vertrauen wird aufgebaut (Debuse 2015).

Entsteht der Wunsch bei einem Kind, alleine reiten zu lernen, eröffnen sich noch einmal neue Möglichkeiten zur Entwicklung seiner Persönlichkeit. So lernt das Kind beispielsweise, die verschiedenen Hilfen angemessen und in ihrer Intensität auf das jeweilige Pferd abgestimmt zu geben. Es erfährt die eigene Selbstwirksamkeit, wenn es erlebt, dass das Pferd auf gegebene Hilfen reagiert, was stolz macht und Selbstbewusstsein gibt. Hier sind einige praktische Tipps, die sich im Laufe der Jahre als positive Erfahrungen herauskristallisiert haben:

- Die Kinder helfen grundsätzlich vor dem Reiten, ihr Pferd zu putzen mit folgender Begründung: „Das Pferd macht etwas für dich, indem es dich trägt, du kannst deinem Pferd etwas Gutes tun, indem du es putzt!" Natürlich bedeutet das Putzen für das Pferd auch Zuwendung durch liebevolles Zureden, Streicheln, eine Massage, etc.
- Als Zäumung eignet sich grundsätzlich das Lindel (ein Side-Pull nach Linda Tellington-Jones). Nach dem Motto „So wenig wie möglich und nur so viel wie nötig" ist das Lindel m.E. die pferdeschonendste, völlig ausreichende und vom Pferd dankbar angenommene Zäumung, gerade wenn es um unruhige, manchmal haltsuchende oder unbeherrschte Kinder- oder Anfängerhände geht.
- Als Sattel haben sich Physiopads von z.B. Barefoot bewährt. Diese sind baumlos, leicht, ohne Steigbügel und in sehr guter Qualität gearbeitet. Sie haben den Vorteil, dass Satteldruckstellen von vornherein ausgeschlossen werden, sie passen auf jedes Pferd und lassen den/die ReiterIn tief im Pferderücken und durch die Wildlederpauschen rutschfest sitzen. Wenn fortgeschrittene Reitkinder z.B. das Leichttraben oder den Leichten Sitz zum Galoppieren oder zum Springen erlernen wollen, ist es sinnvoll, einen baumlosen Sattel mit Steigbügeln oder einen – natürlich gut angepassten – Englischsattel zu benutzen.
- Wenn trotz verschiedener ReiterInnen mit unterschiedlichem Können die Pferde gesund alt werden sollen, hat sich folgende pferdeschonende Reitweise bewährt, welche sich an die Signal- oder leichte Reitweise anlehnt:

– Die Zügel hängen leicht durch, sie werden nur zu den Wendungen oder zum Anhalten weich aufgenommen und mit leichten Impulsen durch Annehmen und Nachgeben benutzt.

> **!** Reiten heißt nie nur am Zügel zu ziehen. Reiten ist immer eine Kombination aus Zügel, Schenkel- und Gewichtshilfen!

– Die Schenkel hängen locker am Pferd herab. Sie werden nur zum Anreiten leicht angelegt (wie eine „Umarmung" mit den Beinen), ebenso in der Wendung (der entsprechende innere Schenkel) oder beim Anhalten.
– Der Oberkörper dreht sich in die Wendungen mithinein, ohne in der Hüfte „abzuknicken".

TIPP

Für eine vereinfachte Umsetzung soll sich das Kind vorstellen, dass es Augen in der Brust hat, die in die Richtung schauen, in die man reiten will.

- Ausritte bieten sich an (wenn das möglich ist), weil diese für die Kinder und natürlich auch für die Pferde viel kurzweiliger und interessanter sind, als nur im Kreis/Viereck zu laufen.
- Die Kinder werden zuerst am Strick geführt, auch wenn sie schon die Zügel halten können. Können sie die Hilfen richtig miteinander kombinieren und reagiert das Pferd darauf, kann man ohne Strick zunächst noch nebenherlaufen.
- Bei fortgeschrittenen Kindern bietet sich auch mal ein Geschicklichkeits-Parcours an, bei welchem sie die verschiedenen Aufgaben – wie Anreiten, Anhalten, Wendungen, usw. – gut üben können.
- Kinder, die z. B. die Trabarten, das Galoppieren oder das Reiten über Stangen oder Cavalettis üben wollen, sollten an die Longe genommen werden.
- Um eine bessere Vorstellung zu den verschiedenen Hilfen zu bekommen, bietet sich das Reiten mit inneren Bildern an (Kap. 8). Die Kinder sind konzentriert und bei sich, die Pferde gehen dabei zufrieden und entspannt.

- Nach einer gelungenen Übung oder nach dem Absteigen am Ende der Reitstunde ist es wichtig, die Pferde zu loben und auch die Kinder dazu anzuhalten – natürlich kann man auch jede andere Möglichkeit nutzen, um die Kinder auch schon für kleine Erfolge zu loben. Lob erhöht die Motivation, gut zu arbeiten und die Anstrengungsbereitschaft beträchtlich.

TIPP

Unsere Reitkinder haben die Möglichkeit, als Ansporn und Motivation, eine kleine **Reitprüfung** abzulegen. Gerade für Kinder, die über mehrere Schuljahre von den Lehrkräften zu uns zum Reiten geschickt werden, ist es günstig, längerfristige Ziele zu stecken, auf die man hinarbeiten kann und die klar „abrechenbar" (durch z. B. in der Prüfung erfüllte Aufgaben) sind. Die Kinder üben auf diesem Weg z. B. auch, ihre eigenen Leistungen real einzuschätzen, haben ein Motiv, sich anzustrengen, bei Schwierigkeiten nicht aufzugeben und konzentriert „dranzubleiben". Haben sie ihre kleine Reitprüfung bestanden, erhalten sie eine **Urkunde**, die sie stolz herumzeigen und aufheben können.

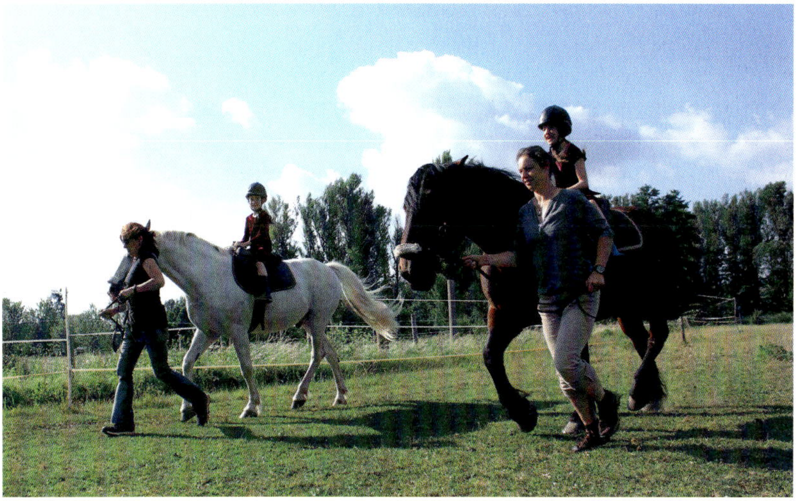

Abb. 80: Stolze und strahlende Gesichter beim ersten Trabversuch

13.2 Heilpädagogisches Voltigieren

Wie auch beim Heilpädagogischen Reiten steht beim Heilpädagogischen Voltigieren nicht die sportliche Ausbildung im Vordergrund, sondern die Entwicklung individueller Fähigkeiten sowie sozialer Kompetenzen. Letztere können hervorragend gefördert werden, wenn zwei Kinder gleichzeitig auf dem Pferderücken voltigieren (Kap. 10). Beim Heilpädagogischen Voltigieren eröffnen sich viele verschiedene Möglichkeiten zur Persönlichkeitsentwicklung: Die Motorik, die Koordination der Bewegungen auf dem schwankenden Pferderücken, das Gleichgewichtsempfinden, die Körperwahrnehmung und die Geschicklichkeit beim Durchführen verschiedener Bewegungsabläufe werden geschult.

Voltigieren ist eine tolle Möglichkeit, Ängste abzubauen und mutig zu werden. Mag eine Übung nicht auf Anhieb gelingen, erleben die Kinder, dass sie durch Üben immer geschickter werden und irgendwann in der Lage sind, die Aufgabe zu bewältigen. Dies macht stolz und selbstbewusst, erhöht das Vertrauen in die eigenen Fähigkeiten und motiviert dazu, auch bei künftig auftretenden Schwierigkeiten nicht aufzugeben, sondern „am Ball zu bleiben“. Voltigieren ist ebenfalls eine gute Übung für die Entwicklung von Aufmerksamkeit, Ausdauer und Konzentration. Schließlich muss man immer bei der Sache sein und darf sich nicht ablenken lassen, weil ein Sturz vom Pferd die Folge sein kann. Das Turnen auf dem Pferderücken eignet sich gut dazu, Vertrauen zu sich und zum Pferd aufzubauen, aber auch zu dem Menschen, der das Pferd führt oder es an der Longe hält.

Wenn man Übungen zu zweit auf dem Pferderücken macht, muss man zu seinem Volti-Partner Vertrauen haben, gleichzeitig aber auch selbst vertrauenswürdig sein. Man muss Verantwortung für den Anderen mitübernehmen, ihn unterstützen, wenn er Halt und Hilfe braucht, man muss sich mit seinem Mitturner absprechen und einigen. Beide Volti-Partner arbeiten gemeinsam an einem Ziel, nämlich, diese Volti-Übung zusammen bestmöglich zu präsentieren.

TIPP

Ich will hier darauf verzichten, die üblichen, gebräuchlichen Voltigierübungen zu zeigen. Basierend auf den Ideen unserer Reitkinder, sind einige Übungen entstanden (die Übungen sind z. B. im **Volti-Pass 4** zu finden), die man gemeinsam zu zweit auf dem Pferderücken machen kann (natürlich nur mit einem Pferd, welches einen gesunden Rücken hat und daran gewöhnt wurde, dass auch mal zwei Kinder gleichzeitig auf seinem Rücken turnen).

Weiterführende Literatur

Eine Zusammenstellung von Übungen sind in der Voltigierkartei von Katzengruber und Mayer, erschienen 2018 im Ernst Reinhardt Verlag, zu finden.

Hier sind einige praktische Tipps, die sich im Laufe der Jahre durch positive Erfahrungen herauskristallisiert haben:

- Für das Voltigierpferd eignet sich die Ausstattung mit einem herkömmlichen Voltigiergurt (durch die Griffe haben die Kinder einen guten Halt) und einem z. B. Lindel-Sidepull.
- Bei kleinen oder ängstlichen Kindern oder beim Üben einer Aufgabe, die eine hohe Anforderung darstellt, sollte im Schritt voltigiert werden. Wenn nötig, geht jemand neben dem Pferd als Hilfestellung.
- Es muss immer sehr darauf geachtet werden, dass die Kinder nach Beenden einer Aufgabe (wie z. B. auf dem Pferderücken stehen) nicht in den Pferderücken hineinspringen, sondern sich sanft hineingleiten lassen.
- Beim Knien auf dem Pferderücken sollten sich die Fußspitzen des Kindes nicht in die Wirbelsäule des Pferdes bohren, sondern flach oder diagonal auf den Pferderücken gelegt werden oder beidseitig herunterhängen.

TIPP

Für das erste Üben neuer Aufgaben verwenden wir unser Holzpferd (Abb. 81). Auf diese Weise schonen wir die Rücken unserer Volti-Pferde und die Kinder entwickeln ein Verständnis für die Übung und ihren Bewegungsablauf, bevor sie diese auf dem Rücken eines richtigen Pferdes ausprobieren.

- Nach gelungenen Übungen wird dem Kind Anerkennung ausgesprochen und auch das Pferd wird für seine geduldige Mitarbeit gelobt.

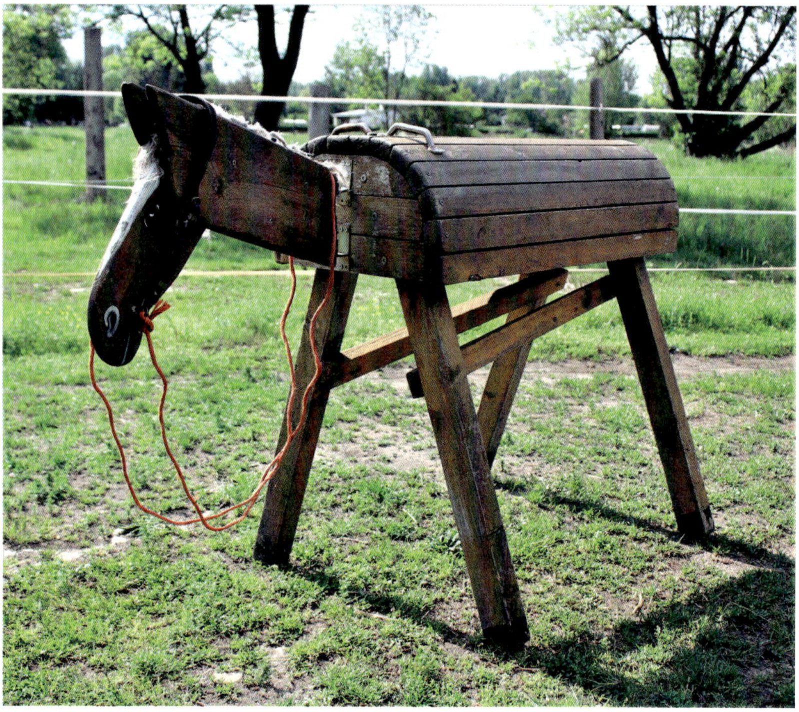

Abb. 81: Holzpferd

14 Hinweise für die pferdegestützte Arbeit mit Kindern verschiedener Altersgruppen

14.1 Kleinkinder

Hierbei ist unter „Kleinkindern" die Altersgruppe von null bis drei Jahren zu verstehen. Meiner Erfahrung nach eignen sich für diese Arbeit sehr gut Pferde, die über 20 Jahre alt, sehr gut sozialisiert und erfahren und scheufrei sind. Auch ein Gnadenbrotpferd, das nicht mehr geritten werden kann, eignet sich vom Temperament und vom Verhalten vielleicht sehr gut für eine Begegnung. Die meisten alten Pferde freuen sich auch über eine kleine Aufgabe und die damit verbundene Zuwendung und Aufmerksamkeit.

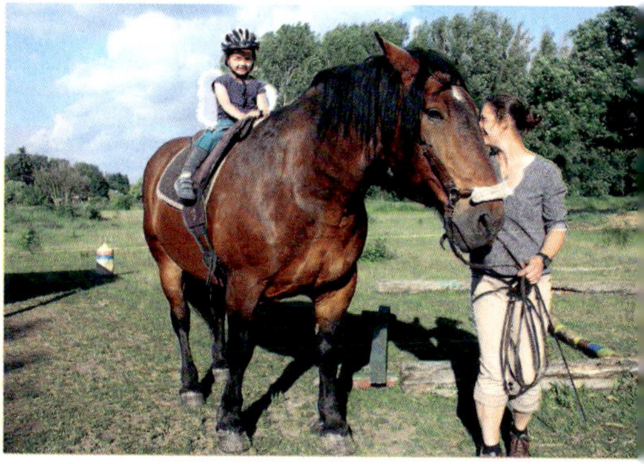

Abb. 82: Ein Kleinkind auf dem Pferderücken

Schon die Kleinkinder der Kindertagesstätte und an der Koppel vorbeikommende Kleinkinder im Wagen mit ihren Eltern, schauen die Pferde mit großen Augen an, zeigen mit ihren Händchen in ihre Richtung, lächeln, brabbeln und verfolgen erwartungsvoll und neugierig die Pferde mit ihren Augen.

Sie beobachten gespannt, wie die Eltern, die Erzieher oder wir, die Pferde streicheln und mit ihnen reden.

Die ganz Mutigen lassen sich auf den Arm nehmen und betrachten das Pferd aus der Nähe, sozusagen „Auge in Auge". Manche trauen sich auch, das Pferd zu befühlen und zu streicheln.

Wichtig ist, dass die Erwachsenen vormachen und ermutigen, aber niemals gegen den Willen des Kindes mit ihm an das Pferd heran gehen, es dicht an das Pferd tragen, oder es zwingen zu streicheln, denn dann würde man bei dem Kind eher eine Abwehr aufbauen.

Wenn die Kinder etwa zwei Jahre alt sind, kann man damit anfangen, sie in leichte Arbeiten für die Pferde einzubeziehen, z. B. einen Futtereimer vorbereiten durch Hafer schöpfen oder mit den Händen in den Eimer schaufeln, (eine taktile Erfahrung), Möhren in den Eimer legen, ein paar Grashälmchen abzureißen und dem Pferd bringen.

In diesem Alter kann man das Kind auch schon eher ermutigen, näher mit an das Pferd heranzukommen.

! Das Kind sollte nie alleine hingehen, denn selbst das liebste Pferd kann sich mal erschrecken und zur Seite springen.

Wenn es sich traut, kann es auch schon mit einer kleinen Bürste beim Putzen helfen. Wenn ein Kind in diesem Alter den Wunsch äußert, auf einem Pferd zu sitzen, ist es möglich, eine/n erwachsene/n ReiterIn auf das Pferd zu setzen und das Kind vor ihm sicher in seinen Armen auf dem Pferderücken sitzen lassen. Wenn es sich um ein kleines Pony handelt, sollte jemand das Pony halten und ein/e weitere/r HelferIn sollte das Kind festhalten, wenn es auf dem Pferderücken sitzt. Kinder in diesem Alter haben noch nicht immer den Selbstschutz, sich ausreichend festzuhalten.

TIPP

Bei beiden Varianten würde ich das Pferd entweder stehen lassen oder nur langsam im Schritt führen.

Wenn ein Kleinkind noch nicht den Wunsch äußert, auf einem Pferd zu sitzen, ist das völlig in Ordnung und sollte akzeptiert werden. Mit einem dreijährigen Kind, das noch nie ein Pferd aus der Nähe gesehen hat, kann man damit anfangen, die Pferde zu beobachten, etwas über die Pferde zu erzählen, dann zu einem Pferd hinzugehen und es zu streicheln oder das Kind bei der Fütterung helfen zu lassen.

Auch bei der Pferdepflege helfen viele Kinder in diesem Alter sehr gerne – beim Bürsten des Pferdefells mit kleinen Bürsten (Kardätschen für Kinder) oder dem Kämmen des Schweifs mit einer Haarbürste, die für Kinderhände gut zu halten ist, und sogar beim Hufeauskratzen (wenn ein Helfer den Huf hoch hält und schon etwas vorreinigt oder den Dreck etwas lockert) sind sie mit Freude bei der Sache und fühlen sicher und kompetent. Kinder in diesem Alter äußern häufig auch schon den Wunsch zu reiten. Sie sind meist auch schon in der Lage, in der Mitte des Pferderückens zu sitzen und sich selbst festzuhalten. Trotzdem sollte gut darauf geachtet werden, dass sie nicht zur Seite rutschen und gut in der Mitte sitzen. Sie können im Schritt und auch mal ein kurzes Stück im Trab geführt werden, wenn sie sich das trauen.

TIPP

Kindern in diesem Alter würde ich aber die Zügel noch nicht in die Hand geben, denn Reiten bedeutet nicht nur am Zügel zu ziehen. Die Kombination von Zügel-, Schenkel- und Gewichtshilfen ist meiner Ansicht nach für diese Altersgruppe und überhaupt im Vorschulalter (bis sechs Jahre) noch zu schwierig.

Das Tempo der Anforderungen sollte langsam und in kleinen Schritten gesteigert werden. Es ist wichtig, das Kind gut im Blick zu haben, um es nicht zu überfordern, kein Risiko einzugehen und ihm damit die Freude am Reiten und dem Umgang mit Pferden zu nehmen.

Einfache, dem Alter angemessene Spiele vom Pferderücken aus, wenn das Kind schon so viel Gleichgewicht hat, dass es nicht mehr beide Hände zum Festhalten braucht, sind das Tücherspiel (Kap. 10), Übungen mit Plüschtieren (Kap. 3) und Übungen mit Tüchern (Kap. 3).

14.2 Kinder im Vorschulalter

In diesem Kapitel beziehe ich mich auf die Arbeit mit Kindern im Alter zwischen vier und sechs Jahren.

Falls diese Kinder noch keinerlei Pferdeerfahrungen haben, kann man mit ihnen anfangs wie in Kapitel 14.1 beschrieben vorgehen.

Wie bei den Kindern jeden Alters richten sich das Tempo und die Vorgehensweise in der Arbeit mit dem Pferd nach dem individuellen Entwicklungsstand und auch den Wünschen der Kinder. Ein Kind, welches noch nicht reiten möchte, sollte eventuell erstmal einige Male bei Begegnungen begleitet werden. Weitere Möglichkeit sind kleine, gut begleitete Führübungen, gemeinsame Tätigkeiten bei der Pferdepflege (Kap. 14.1), das Anmalen des Pferdes mit Wasserfarben ... Wenn das Kind sieht, wie seine Freunde reiten und Spaß an Reiterspielen und Übungen auf dem Pferderücken haben, wird meistens von allein der Wunsch in dem Kind wach, selbst auf dem Pferderücken zu sitzen.

Kinder in diesem Alter sind auch schon in der Lage, ihr Pferd mit Unterstützung ein Stück zu führen und auch anzuhalten. Bevor sie ein Pferd führen dürfen, sollte zuerst erklärt und demonstriert werden, wie sie zuerst ihr Pferd begrüßen sollen, wie sie den Führstrick halten und an welcher Stelle sie vor dem Pferd gehen sollen (Kap. 4).

Dann üben sie paarweise zusammen: Einer ist das Pferd der Andere führt, danach wird gewechselt. Wenn man den Eindruck hat, die Kinder beherrschen das Pferdeführ-Einmaleins, wird mit einem ruhigen, scheufreien, langsamen Pferd geübt. Ein langsam laufendes Pferd ist deshalb günstiger, weil kleinere Kinder mit ihren kurzen Beinchen manchmal nicht schnell genug für ein Pferd sind. Es ist wichtig, dass die Betreuungsperson dicht neben Kind und Pferd mitgeht, weil so junge, unerfahrene Kinder noch keine Strategien haben, wie sie auf ein Problem mit dem Pferd reagieren sollen (z. B. falls das Pferd erschrickt, plötzlich losläuft). Mit zunehmender Übung sind die Kinder dann in der Lage, die Anforderungen des Pferde-Führer-Scheins für Kindergartenkinder sowie der **Pferde-Führer-Scheine 1 und 2** zu bewältigen. Beim Reiten stehen in dieser Altersgruppe schon viele Möglichkeiten offen:

- Übungen zum Eingewöhnen und Kennenlernen
- verschiedene Spiele
  - Begegnungsspiel
  - Tücherspiel
  - Riesenpuzzle

  - Freude schenken
  - einfache Rallyes
- Reitübungen auf dem Pferd mit Hilfsmitteln
- Ritterspiele
  - Ringestechen
  - Hufeisen-Zielwerfen
- Indianerspiele
  - Pferdewagen
  - Geräusche erkennen
- Minutenspiele
  - Ich sehe was, was du nicht siehst
  - Gegenteilspiel
  - Beobachtungaufgabe
  - Zielwerfen mit kleinen Bällen
- Kinderspiele aus Uromas Zeiten
  - Ballschule
  - Rückenmalen
  - Eierlaufen
  - Herr Fischer, Herr Fischer, wie tief ist das Wasser
  - Feuer, Wasser, Sturm
  - Bäumchen, Bäumchen, wechsle dich
- Spielideen mit verschiedenen Hilfsmitteln
  - Boccia
  - Dosenwerfen
  - Dosenangeln
- Beobachtungsaufgaben
- Pferdezirkus
- Übungen zur Entwicklung der Wahrnehmung

14.3 Kinder im Grundschulalter

Grundsätzlich sind für altersgerecht entwickelte Kinder in diesem Alter alle in diesem Buch aufgeführten Übungen und Spiele geeignet.

Mädchen dieses Alters sind oft voller Liebe für das Pferd, mögen es, ihrem Pferd Gutes zu tun, es zu umsorgen, sich mit ihm zu beschäftigen. Für sie ist das Pferd ein starker Partner, der sie trägt, ein guter Freund, dem man alles erzählen kann und der ihre Fürsorge genießt und ihre Liebe erwidert (Abb. 83).

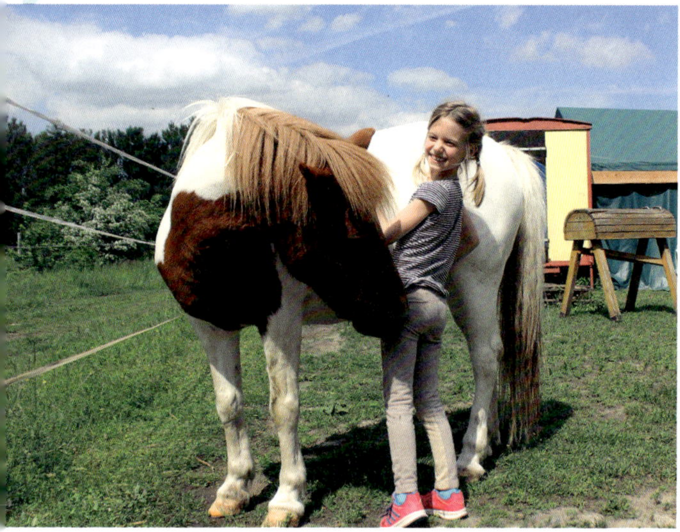

Abb. 83: Ein pferdebegeistertes Kind im Grundschulalter

Manche der Jungen, die zu uns kommen, weil sie mit Hilfe der Pferde eine Unterstützung in ihrer Persönlichkeitsentwicklung erfahren sollen, erscheinen anfangs etwas unmotiviert. Sie lassen sich meist sehr schnell mit Ritterspielen, Indianerspielen oder Übungen, bei denen sie ihren Mut und ihre Geschicklichkeit unter Beweis stellen können, oder die Wettbewerbscharaktere haben, begeistern und motivieren.

TIPP

Die meisten Kinder im Grundschulalter erlebe ich offen und aufgeschlossen für die Übungen und Spiele. Sie freuen sich sehr, wenn sie für ihre Leistungen eine **Urkunde** erhalten, die sie stolz mit in die Schule nehmen und gerne ihrer Familie zeigen.

Zeigen sie während der Reitstunden schwieriges Verhalten in Bezug auf soziale Kompetenzen, sind sie ängstlich oder oft unkonzentriert, kann man auf diese Übungen zurückgreifen:

- Spiele zur Entwicklung sozialer Kompetenzen
- Hinweise für die Arbeit mit Kindern mit Entwicklungsverzögerungen

14.4 Jugendliche

Bei der Arbeit mit dieser Altersstufe hat es sich meiner Erfahrung nach bewährt, längerfristige Ziele festzulegen. Die Zeitspanne kann, je nach Anforderung und Schwierigkeitsgrad unter Berücksichtigung des Entwicklungsstandes des Jugendlichen, von einem Monat bis zu einem Schuljahr reichen.

Respektvolles Verhalten gegenüber den anderen ReiterInnen, den HelferInnen und den Pferden wird vorausgesetzt. Ihrem Alter entsprechend werden die Jugendlichen selbstverständlich in die Entscheidungen mit eingebunden, an welchen Zielen gearbeitet werden soll. Solche Ziele könnten beispielsweise sein:

- Erlernen des selbständigen Reitens (mit der Möglichkeit, eine Reitprüfung in einer angemessenen Frist abzulegen)
- Voltigieren (mit der Möglichkeit einen Volti-Pass in einer angemessenen Frist abzulegen)
- Bodenarbeit, Freiarbeit, Führübungen, Scheuübungen (mit der Möglichkeit, Pferde-Führer-Scheine und Mutmach-Pässe in einer angemessenen Frist abzulegen)

Sowohl **Reitprüfungen** als auch **Volti-Pässe** sowie **Pferde-Führer-Scheine** gibt es jeweils in mehreren Versionen mit steigenden Schwierigkeitsgraden, die aufeinander aufbauen, so dass man das Ziel bei Erreichen der Teilziele immer weiter stecken kann.

TIPP

Dieses Vorgehen hat sich in der Praxis als erfolgreich erwiesen. Die Motivation wird erhalten, die Ziele sind abrechenbar und die Erfolgserlebnisse gut und wichtig für die Entwicklung eines positiven Selbstbildes und Selbstvertrauens der Jugendlichen.

Übrigens eignen sich unter anderem Führübungen als persönlichkeitsbildende und -entwickelnde Tätigkeiten sehr gut. Die Fähigkeiten Tätigkeiten zu planen, zielstrebig durchzuführen, dabei klar und entschlossen aufzutreten und auch mal mutig voran zu gehen, Andere zum Mitmachen motivieren zu können, werden von den Jugendlichen sowohl im Klassenverband, innerhalb der folgenden Berufsausbildung, während des Berufslebens, bei der Ausübung von Hobbys oder der Erfüllung ihrer Träume, immer wieder gebraucht.

Eine Möglichkeit, Kompetenzen wie Hilfsbereitschaft, Verantwortungsgefühl, Anstrengungsbereitschaft sowie die Bereitschaft, etwas für Andere zu tun und sich um Andere zu kümmern, zu entwickeln, ist auch, die Jugendlichen in die Arbeiten rund ums Pferd einzubeziehen. Aufgabe für die PädagogInnen oder BetreuerInnen ist es dabei, respektvoll zu begleiten und mit den Jugendlichen zusammenzuarbeiten, nicht zu befehlen. Wichtig ist es auch, den Jugendlichen die Arbeiten für die Pferde zu erklären und deren Wichtigkeit und Bedeutung zu begründen, damit sie deren Notwendigkeit einsehen. Geeignete Übungen und Spiele für diese Altersgruppe sind:

- Übungen und Spiele zur Entwicklung sozialer Kompetenzen
  - Komplimente-Runden
  - Interviewspiel
  - Pantomime
  - Seilspiel
  - Zielwerfen (als Teamaufgabe)
  - Rettungsinsel
  - Straßenverkehrsparcours
  - Voltigierübungen zu zweit
  - Rallyes
- Scheuübungen
- Ritterspiele
- Indianerspiele (ausgenommen „Pferdewagen“)
- Spiele zur Bewältigung von Konflikten
- Übungen zur Entwicklung der Wahrnehmung
- Führübungen
- Spielideen mit verschiedenen Hilfsmitteln
- Heilpädagogisches Voltigieren
- Knobelaufgaben
  - „Was braucht ein Pferd zum Glücklich sein?“
  - „Artgerechte Pferdehaltung“
  - „Pferdefutter“
  - Gesundheitskontrolle
  - Freundschaftsregeln
  - Steckbrief

15 Hinweise für die pferdegestützte Arbeit bei Kindern mit Entwicklungsverzögerungen

Entwicklungsverzögerungen werden im motorischen, sprachlichen, geistigen, sozialen und emotionalen Bereich sowie im Bereich der Wahrnehmung unterschieden. Für jeden dieser Bereiche ist eine gezielte Förderung im Rahmen der heilpädagogischen Arbeit mit Pferden möglich und erfolgversprechend. Dabei ist es wichtig, dass sich der/die PädagogIn/TherapeutIn auf individuelle Bedürfnisse und Bedingungen einstellt und auf das betroffene Kind zugeschnittene Lösungswege und Handlungsstrategien entwickelt. Dies betrifft Kinder, welche zum Beispiel in Bezug auf Grob- und Feinmotorik, Sprachentwicklung, Spielverhalten, Sozialverhalten (auch bei Kontaktproblemen in ihrer Gruppe) und ihrer Wahrnehmung nicht altersgerecht entwickelt sind. Entscheidend für eine positive Entwicklung des Kindes ist die möglichst frühzeitig einsetzende, individuelle Förderung. Grundsätzlich kann man alle Sequenzen einer Reitstunde (auch in der die Vor- und Nachbereitung des Pferdes, bei kleinen Arbeiten, pflegerischen Maßnahmen, Bodenarbeit, Führübungen) für diese spezielle Förderarbeit einsetzen.

Im Folgenden finden sich einige Tipps für Übungen, die von Kind zu Kind variieren und je nach Entwicklungsstand eingesetzt werden können.

15.1 Förderung der Motorik

Reiten und Voltigieren ist grundsätzlich als eine gute Gleichgewichtsübung anzusehen, weil es eine fortwährende Stimulation des vestibulären Systems darstellt. Allein der Umgang mit dem Pferd eröffnet ein breites Feld an Übungsmöglichkeiten für motorische Fertigkeiten (bürsten, kämmen, Hufeauskratzen, tragen, harken, fegen, Schubkarre schieben, Futter vorbereiten, füttern, Pferd führen, streicheln, kuscheln, treiben). Anregungen dazu finden sich in den folgenden Kapiteln:

- Übungen zum Eingewöhnen und Kennenlernen
- Reitübungen auf dem Pferd mit Hilfsmitteln
- Ritterspiele
- Indianerspiele
- Kinderspiele aus Uromas Zeiten
- Minutenspiele
- Pferdezirkus
- Führübungen
- Spiele zur Entwicklung sozialer Kompetenzen:
  - Seilspiel
  - Zielwerfen als Teamspiel
  - Führübungen als Teamaufgabe
  - Voltigierübungen zu zweit
  - Rettungsinsel
  - Straßenverkehrsparcours
  - Tücherspiel
  - Das Riesenpuzzle
  - Rallyes
- Scheuübungen
- Reiten mit inneren Bildern
- Heilpädagogisches Voltigieren

15.2 Sprachentwicklung

Grundsätzlich fordert das Pferd mit seiner Körpersprache, Mimik und seinen Lauten (z. B. Schnauben, verschiedene Arten zu Wiehern) das Kind verbal und emotional dazu auf, Kontakt aufzunehmen und sich mit ihm auseinanderzusetzen (mit dem PädagogInnen und TherapeutInnen in vermittelnder und beschützender Funktion). In seiner „Tor- und Herzensöffnerfunktion" hilft es auch sehr ruhigen, zurückhaltenden und schüchternen Kindern, aus sich herauszugehen. Geeignete Spiele und Übungen sind:

- Indianerspiele: Geräusche erkennen
- Kinderspiele aus Uromas Zeiten
  - Ballschule
  - Herr Fischer, Herr Fischer, wie tief ist das Wasser
  - Rückenmalen
- Minutenspiele
  - Stopp
  - Ich sehe was, was Du nicht siehst
  - Liederraten
  - Tierraten (und die Variante)
  - Beobachtungsaufgaben
  - Was fällt Dir dazu ein?
  - Schau genau hin
  - Gegenteilspiel
- Spiele zur Entwicklung sozialer Kompetenzen
  - Notfallkoffer
  - Freundschaftszauber
  - Komplimente-Runde
  - Interviewspiel
  - Begegnungsspiel
  - Führübungen als Teamaufgabe
  - Rettungsinsel
  - Straßenverkehrsparcours
  - Voltigierübungen zu zweit
  - Tücherspiel
  - Freude schenken
  - Rallyes
- Scheuübungen
- Spiele zur Bewältigung von Konflikten
- Reiten mit inneren Bildern

15.3 Förderung des geistigen, sozialen und emotionalen Bereichs

Grundsätzlich entspricht die Arbeit mit dem Medium Pferd einer ganzheitlichen Förderung des Kindes, daher werden die drei Bereiche an dieser Stelle nicht getrennt aufgeführt.

So wird der geistige Bereich beispielsweise gefördert, indem die Kinder die Aufgaben und Spiele verstehen und umsetzen lernen, indem sie „das Pferd lesen" und angemessen auf seine Signale und Aktionen reagieren. Konzentrationsdauer- und Intensität werden erhöht, die Aufmerksamkeit fokussiert, organisatorisch-planerische Fertigkeiten entwickelt, Fähigkeiten beim Umgang mit dem Pferd und mit dem Material (Ausrüstung des Pferdes, Spiel- und Übungsmaterial) werden erlernt.

Die soziale Komponente wird durch die Interaktion mit Pferd, PädagogInnen/BetreuerInnen und den anderen Kindern der Reitgruppe gefördert. Dabei werden zum Beispiel die Fähigkeiten, Kontakt aufzunehmen und zu pflegen, gemeinsam Übungen vorzubereiten, durchzuführen, auszuwerten, sich zu einigen, Andere zu wertschätzen, Streit zu schlichten, Freude an gemeinsamen Aktionen zu empfinden, andere zu unterstützen, Vertrauen zu haben, vertrauenswürdig zu sein, Verantwortung übernehmen zu können, sich auf Andere einzustellen und sie so zu akzeptieren, wie sie sind, gefördert.

Im emotionalen Bereich werden die Kinder zum Beispiel dabei unterstützt, mutiger zu werden, Ängste abzubauen, selbstbewusster zu werden, achtsamer, toleranter, fürsorglicher zu werden, Aggressionen abzubauen, sich mehr zu öffnen, ihr Herz zu öffnen, sich selbst mehr zu vertrauen, sich besser selbst einzuschätzen, klarer, entschlossener, geduldiger zu werden, mehr Lebensfreude zu empfinden, stolz über das Gelingen einer Aufgabe zu sein, sich zu bewähren und durchzusetzen, die Einheit zwischen Körpersprache und verbaler Sprache herzustellen, ihr Bedürfnis nach liebevoller, anerkennender Zuwendung erfüllen und vieles mehr! Übungen und Spiele aus diesen Bereichen eignen sich zur Förderung:

- Übungen zum Eingewöhnen und Kennenlernen
- Ritterspiele
- Indianerspiele
- Kinderspiele aus Uromas Zeiten
- Minutenspiele

- Pferdezirkus
- Reiten mit inneren Bildern
- Führübungen
- Spiele zur Entwicklung sozialer Kompetenzen
- Spiele zur Bewältigung von Konflikten
- Übungen zur Entwicklung der Wahrnehmung

16 Hinweise für die heilpädagogische Förderung mit dem Pferd bei Kindern mit Behinderung

16.1 Allgemeine Grundsätze

Eine wichtige Voraussetzung für die Arbeit mit Kindern mit Behinderung ist es, sie da abzuholen, wo sie stehen und sie kleinschrittig zu fördern. Jegliche Überforderung ist zu vermeiden, um den Kindern Frustrationen zu ersparen. Es geht v. a. darum, sie stolz zu machen und ihr Selbstvertrauen zu stärken.

Dies gelingt, wenn die Kinder dabei unterstützt werden, Fähigkeiten und Fertigkeiten zu entwickeln und Erfolgserlebnisse zu haben. Es ist wichtig, dass dafür zu den Kindern eine gute, liebevolle, wohlwollende Beziehung aufgebaut wird und die Arbeitsatmosphäre ebenso zu gestalten. Selbst kleinste Erfolge werden positiv bestärkt und gelobt, sodass das Kind das Gefühl hat, seine Anstrengungen werden bemerkt und wertgeschätzt.

Es hat sich sehr bewährt, die Hobbys und Interessen der Kinder in die Arbeit einzubeziehen, um die Motivation und das Interesse des Kindes zu wecken und aufrecht zu erhalten. Durch Demonstration der Aufgaben und Übungen werden die Kinder zum Nachmachen und Mitmachen eingeladen.

16.2 Kinder mit Autismus

Bei der pädagogischen und therapeutischen Arbeit mit Menschen mit frühkindlichem Autismus und Asperger-Autismus ist es wichtig, die Übungseinheiten zu strukturieren. Dies hilft ihnen Aufgaben, Abläufe und Situationen besser zu verstehen und kompetenter bewältigen zu können.

Da bei Autisten der visuelle Sinn oft besonders gut ausgeprägt ist, gibt es einige Möglichkeiten, die die Struktur und den Aufbau der Reitstunde sowie das Vorbereiten des Pferdes für die Reitstunde verdeutlichen.

Sowohl bei den Arbeitsplänen (Abb. 84) als auch bei der Gestaltung der strukturierten Putzkiste (Abb. 85) kann mit Fotos oder Piktogrammen gearbeitet werden.

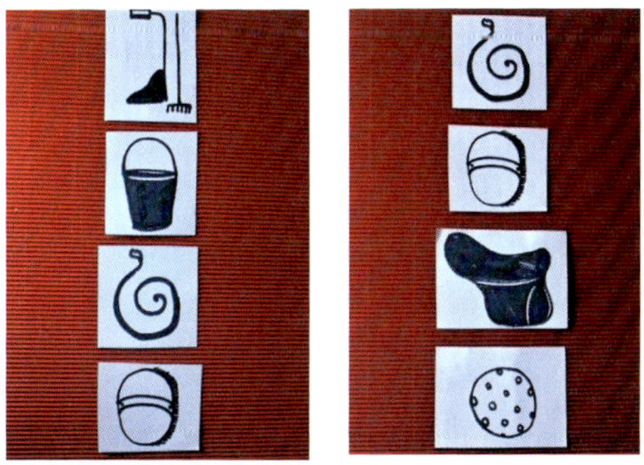

Abb. 84: Strukturierte Arbeitspläne und für die Arbeit mit autistischen Kindern

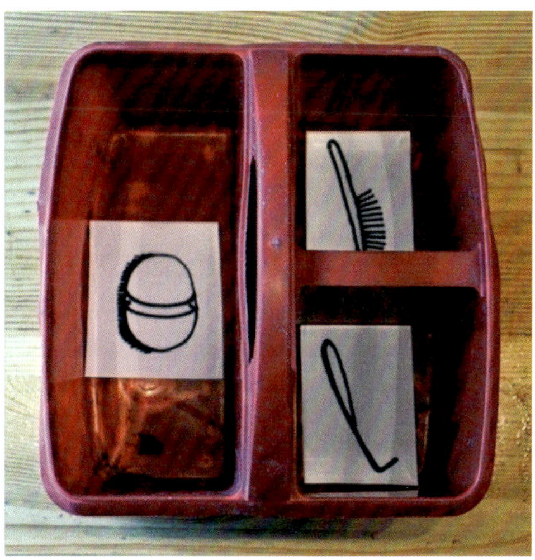

Abb. 85: Putzkiste mit Piktogrammen

> Bei der Arbeit mit autistischen Kindern muss beachtet werden, sehr sensibel mit ihren teilweise irrealen Ängsten umzugehen und sie gegebenenfalls zu schützen, wenn sie reale Gefahren nicht im Blick haben (z. B. sie aus der Nähe von einem übermütig tobendem oder einem sehr ängstlichen Pferd zu nehmen).

Autisten haben oft ein erschwertes Verständnis für das Lesen von Gefühlen in der Mimik und der Gestik ihres menschlichen Gegenübers. Es fällt ihnen dagegen oft erstaunlich leicht, die Körpersprache eines Pferdes deuten. So hat es mich beeindruckt zu sehen, dass Kinder mit frühkindlichem Autismus genau unterscheiden können, ob das ihnen gegenüberstehende Pferd interessiert und liebevoll die Hand ableckt oder ob es gerade verärgert nach derselben schnappen will. Im ersten Fall konnte ich beobachten, dass die Kinder ihre Hand dem Pferd hinhielten und es interessiert bei seinem Tun betrachteten. Im zweiten Fall zogen die Kinder schleunigst ihre Hand weg und brachten eine größere Distanz zwischen sich und das Pferd.

16.3 Kinder mit Down-Syndrom

Da die Abläufe bei Kindern mit Down-Syndrom oftmals verlangsamt sind, ist es wichtig, ihnen bei der Arbeit die Zeit zu lassen, die sie benötigen.

Das Verständnis der Kinder für den Ablauf und die Struktur der Reitstunde wird durch regelmäßige Wiederholungen der Handlungen gefördert. Spontane Veränderungen fallen diesen Kindern oft schwer. Jedoch habe ich oft erlebt, dass sie auf der Gefühlsebene gut erreichbar sind. Wenn es z. B. darum ging, dass das Lieblingspferd heute nicht geritten werden kann, weil es ein verletztes Bein hat und ich das Kind um Verständnis bat, weil sich sein Pferd heute ausruhen muss, habe ich nie erlebt, dass es sich nicht darauf eingelassen hat. Ein anderes Pferd zu reiten, war in so einem Fall stets eine Selbstverständlichkeit.

Der Aufbau einer guten Beziehung zwischen PädagogIn und Kind sowie der Einsatz von Lob sind förderlich für die Gesamtentwicklung. Besonderen Wert wird auf die Entwicklung der Sprache und der Motorik gelegt. Die Auswahl der Übungen und Spiele richtet sich dabei nach den individuellen Möglichkeiten des betreffenden Kindes.

Grundsätzlich ist der Einsatz der meisten Übungen und Spiele, die in diesem Buch vorgestellt werden, für Kinder mit Down-Syndrom möglich.

Bei den Führübungen sind die meisten Kinder in der Lage, die Anforderungen der entsprechenden Pferde-Führer-Scheine mit entsprechender Übung und langsamer Steigerung der Herausforderung zu bewältigen. Mit regelmäßiger Übung sind Kinder mit Down-Syndrom durch die Klarheit ihrer Gedanken und ihr entschlossenes Auftreten z. B. meist in der Lage, ihr Pferd sehr erfolgreich durch einen Geschicklichkeitsparcours zu führen! Oft sind sie dabei in ihren Fähigkeiten sogar Kindern ohne Behinderung, die an sich zweifeln und deshalb unsicher auf das Pferd wirken, oder die sich nicht konzentrieren können und leicht ablenken lassen, überlegen.

Beim Voltigieren habe ich mit den Kindern auf dem Niveau der **Volti-Pässe** 1, höchstens 2, gearbeitet. Beim Reiten sind die Kinder meist in der Lage, ihr Pferd mit Begleitung allein im Schritt, eventuell auch im Trab reiten zu lernen. Dabei sollte man sich darauf konzentrieren, den Kindern einen sehr behutsamen Einsatz der Zügelhilfen beizubringen. Es hat sich gezeigt, dass die Kombination der Zügelhilfen mit Schenkel- und Gewichtshilfen oft zu kompliziert für Kinder mit Down-Syndrom war. Erstaunlicherweise habe ich immer erlebt, dass die Pferde mit ganz viel Liebe, Geduld und Verständnis auf diese Kinder eingegangen sind und sich sehr bemüht haben, die eingeschränkte Hilfengebung zu verstehen und zu befolgen. Bewundernswert finde ich es, welche kognitiven Fähigkeiten die Kinder beweisen, wenn es darum geht, die Namen sämtlicher Pferde bei uns zu benennen oder zum Beispiel das richtige Halfter oder den richtigen Sattel „ihres" Pferdes zu finden.

17 Mutig werden mit Pferden

Die Beschäftigung mit Pferden bietet vielfältige Möglichkeiten, an der Bewältigung von Ängsten zu arbeiten – was gerade im Kindesalter sehr wichtig ist.

Praktisch ab dem zweiten Lebensjahr durchlaufen Kinder typische Angstphasen. Die Furcht vor großen Tieren tritt meist schon ab einem Alter von zwei bis drei Jahren auf. Ab dem vierten Lebensjahr wächst die Angst vor Dunkelheit und Tod. Bei Schulkindern kommt durch den erweiterten Horizont die Angst vor Monstern, Einbrechern etc. dazu (Klimenta 2018).

Wichtig ist, dass die ReitpädagogInnen oder BetreuerInnen das Kind mit seiner Angst ernst nehmen, ein offenes Ohr für es haben und mit Verständnis reagieren. Wir suchen gemeinsam mit ihm nach Wegen, wie es seine Angst kleinschrittig abbauen kann. Jeder kleine Schritt in Richtung „Mutig werden" muss gesehen, anerkannt und gelobt werden.

TIPP

Geben Sie dem Kind das Gefühl, dass Sie der/die VermittlerIn (DolmetscherIn) zwischen ihm und dem Pferd sind. Erklären sie ihm die für es furchterregenden Situationen, halten sie es dazu an, das Pferd immer gut zu beobachten und bringen Sie ihm bei, die „Pferdesprache" zu verstehen. Pferde, die gut sozialisiert, artgerecht gehalten und respekt- und liebevoll behandelt werden, haben ganz bestimmt kein Interesse, einem Kind etwas Böses anzutun. Ich bin oft gerührt, wenn ich erlebe, mit wie viel Verständnis und Sensibilität Pferde ängstlichen Kindern begegnen.

Wichtig ist natürlich, dass die Pferde an die Umgebung, die Situation und die Materialien gewöhnt sind, damit sie nicht mit Panik und Fluchtreflex reagieren. ReitpädagogInnen und BetreuerInnen stellen die BeschützerInnen für das Kind dar. Kindern, die ängstlich beim Reiten sind, kann erklärt werden, dass ihr Pferd gut auf sie aufpasst, denn das Fluchttier Pferd achtet auch gut auf sich selbst. Es kann sich keine Verletzung durch Leichtfertigkeit erlauben, weil es dann unter Umständen nicht mehr in der Lage wäre, zu flüchten.

TIPP

Hier möchte ich anmerken, dass sich besonders ältere, erfahrene Pferde für die Arbeit mit ängstlichen Kindern eignen.

Wenn das Kind die Erfahrung macht, dass es zunächst mit Unterstützung und dann später mehr aus eigener Kraft schafft, was es sich vorher nicht getraut hat, wird es mit Recht stolz auf sich sein, mehr Selbstvertrauen bekommen und zunehmend Herausforderungen mit Interesse und Freude in Angriff nehmen.

Bei sehr ängstlichen Kindern liegt der Fokus nicht darauf, das Kind gleich auf das Pferd zu setzen, sondern es erst mit Begegnungen mit den Pferden beginnen zu lassen und das Kind auch nach seinen Wünschen und Vorstellungen zu fragen. Eine gute Möglichkeit wäre es auch, Pferdepflege, Führübungen oder Freiarbeit anzubieten, ehe mit dem Reiten begonnen wird. Wenn das Kind sich traut zu reiten, dann kann man kleine Mutproben und Voltigierübungen einbauen, deren Schwierigkeitsgrad dann langsam gesteigert werden kann. Gerade Voltigieren ist eine tolle Möglichkeit zum mutig werden! Jedoch dürfen zu schwierige Übungen ängstliche Kinder keinesfalls überfordern.

TIPP

Ich beginne meist mit einfachsten Übungen zum Eingewöhnen und Kennenlernen (Kap. 2) und steigere die Anforderungen – den Fortschritten des Kindes entsprechend – hin zu leichten Voltigierübungen. Jeder Fortschritt wird bemerkt und gelobt. Eine weitere Idee ist, mit dem Kind einen **Mutmach-Pass** zu absolvieren, weil man z.B. bei Scheuübungen daran arbeiten muss, sich dem Pferd als mutig, kompetent und vertrauenswürdig zu präsentieren, um als Leittier und BeschützerIn akzeptiert zu werden. Wenn ich bemerke, dass ein ängstliches Kind sich überwunden hat und sich etwas gewagt hat, was ihm sehr schwerfiel, bekommt es neben viel Lob auch mal eine **Mut-Urkunde**.

FALLBEISPIEL

Zu Beginn des neuen Schuljahres kam der zehnjährige Paul, der sehr ängstlich war, zu seiner ersten Reitstunde. Gemeinsam mit ihm kam eine Klassenkameradin, die im Umgang mit den Pferden, schon ziemlich versiert war.
Vor der ersten Reitstunde überwindet sich der Junge, mit uns die Koppel zu betreten. Aber als die Pferde zu uns kommen, flüchtet er durch den Koppelzaun, obwohl die Pferde noch sehr weit weg sind.
Wir holen das älteste und sehr ruhige Pferd Dolly, zeigen ihm, wie man ein Pferd begrüßt und erklären ihm die Reaktion des Pferdes. Paul kann das Pferd noch nicht berühren, schaut aber interessiert hin und stellt viele Fragen. Wir putzen die alte Stute. Er steht daneben und traut es sich, schließlich – mit viel Abstand und Zögern – von der Seite aus das Pferdefell zu berühren. Wir gehen ein Stück spazieren, seine Klassenkameradin führt das Pferd und ermutigt ihn immer mal wieder, den Führstrick außen mitanzufassen, was er sich auf dem letzten Stück des Rückweges auch traut. Dafür loben wir ihn sehr. Am Ende dieser und jeder der nachfolgenden Reitstunde frage ich Paul: „Welchen ganz kleinen Schritt auf dem Weg zum mutig werden könntest du dir beim nächsten Mal, wenn du zu uns kommst, vorstellen?" Er sagt: „Beim nächsten Mal führe ich Dolly ein ganz kleines Stück".
Nach anfänglichem Zögern und viel Mut machen, traut er sich tatsächlich in der zweiten Reitstunde, das alte Pferd ein kleines Stück selbst zu führen, was mit viel Lob unsererseits quittiert wird! Auf meine Frage am Ende der Reitstunde antwortet er, dass er sich vorstellen könnte, das Pferd beim nächsten Mal durch einen kleinen Parcours zu führen.
Ab der dritten Reitstunde traut Paul sich zu, das Pferd durch einen kleinen Parcours zu führen, wird sehr dafür gelobt und sagt auf meine Frage am Ende der

Stunde, dass er beim nächsten Mal versuchen will, sich auf ein stehendes Pferd zu setzen, ohne loszureiten.
Nach langem Zögern und gutem Zureden, steigt Paul in der vierten Reitstunde ganz kurz von der Aufstieghilfe auf die stehende Dolly, springt aber sehr bald wieder herunter. Auf meine übliche Frage nimmt er sich vor, beim nächsten Mal ein ganz kleines Stück zu reiten.
Sichtlich ängstlich, aber motiviert, sich heute zu trauen, lässt sich Paul in der fünften Reitstunde ein kleines Stück führen. Wir loben ihn sehr. Ich stelle ihm eine Mut-Urkunde aus. Auf meine übliche Frage antwortet er, dass er beim nächsten Mal versuchen will, ein Stück länger zu reiten, was er auch tat. Bis zum Ende des Schuljahres war er so weit, dass er sein Pferd auf einem längeren Ausritt im Schritt allein lenken konnte und sogar die Reitprüfung 1 absolviert hat!

Das Beispiel zeigt, dass Paul daran arbeiten konnte, seine große Angst zu überwinden, weil er sich von uns ernst genommen und beschützt fühlte. Er hat die Erfahrung gemacht, dass es ein gutes Gefühl ist, sich zu überwinden und dann stolz auf sich zu sein und von anderen Anerkennung für seine Leistung zu bekommen. Für ihn war es wichtig, dass er selbst das Tempo des Vorangehens bestimmen und sich kompetent zeigen konnte. Dafür holten wir ihn genau da ab, wo er stand und akzeptierten, dass die Fortschritte sehr kleinschrittig (aber für ihn riesengroß) waren. Es war wichtig, ihn zu nichts zu überreden oder ihn keinesfalls zu zwingen, etwas zu tun, wofür er noch nicht bereit war.

Weiterführende Literatur

Für die Arbeit mit Kindern, die Versagensängste haben oder sich selbst unter Druck setzen, empfehle ich die Arbeit mit Übungen aus den Bänden von Sally Swift (2017) „Reiten aus der Körpermitte" (Verlag Müller Rüschlikon) und das Buch von Joni Bentley (1999): „Reiten ohne Stress und Angst: Eine Einführung in die Alexandertechnik" (Cadmos-Verlag).

Diese Übungen und z. B. Übungen der Feldenkrais-Technik sowie der Alexander-Technik entspannen die Kinder sichtlich und spürbar, was die Pferde durch eine entspannte Arbeitshaltung spiegeln. Wenn die Kinder ihren Körper und auch die Bewegungen des Pferdes spüren und in sich hinein fühlen, hilft ihnen das, im „Hier und Jetzt" zu bleiben, sich selbst besser wahrzunehmen und sich auf sich selbst zu konzentrieren.

> **!** Da die Pferde die Kinder sehr genau spiegeln, sind geübte TherapeutInnen in der Lage, am Ausdruck und der Körperhaltung des Pferdes den Grad der Entspannung der ReiterInnen zu erkennen. Es ist sehr wichtig, das Kind nicht mit zu schwierigen Aufgabenstellungen zu überfordern. Ziel ist es, herauszufinden, wo das Kind steht, ihm mit einfachen Aufgaben zu ersten Erfolgserlebnissen zu verhelfen und dann langsam den Schwierigkeitsgrad der Übungen zu steigern.

Das Kind sollte in jeder Reitstunde die Chance haben, sich als kompetent zu erleben und stolz auf sich sein zu können. Dies ist sehr wichtig, um das Vertrauen des Kindes in sich selbst zu stärken und ihm zu zeigen, dass es sich lohnt, sich anzustrengen und zu üben, weil man so Schwierigkeiten bewältigen und Hindernisse überwinden kann. Auch hier ist es sehr wichtig, auch kleine Fortschritte des Kindes zu bemerken und mit einem Lob, einer Urkunde etc., zu honorieren.

18 Training von Aufmerksamkeit und Konzentration

Die durchschnittliche Aufmerksamkeitsspanne von Kindern beträgt bei fünf bis sieben Jährigen ca. fünfzehn Minuten, bei sieben- bis zehnjährigen Kindern zwanzig Minuten und bei zehn bis zwölf Jährigen zwanzig bis fünfundzwanzig Minuten (Stangl 2018).

Auch hier eignet sich die Arbeit mit Pferden hervorragend. Pferde beobachten den Menschen, der mit ihnen arbeitet, genau. Ziemlich schnell ist für ein Pferd klar, ob sein zweibeiniges Gegenüber ranghöher, gleichrangig oder rangniedriger ist. Ist er oder sie ranghöher, verspricht es, eine entspannte, schöne Reitstunde zu werden. Ist er oder sie rangniedriger, sind Schwierigkeiten vorprogrammiert, denn dann fühlt sich das Pferd verpflichtet, die Führung zu übernehmen. Leider hat es oft andere Ziele, als der führende oder reitende Mensch. So wird es im günstigsten Fall nur bis zum nächsten, leckeren Grasbüschel laufen. Schwierig wird es, wenn es „nach Hause" – in seinen Stall, oder auf die Koppel zu seinen Kameraden – läuft, besonders, wenn auf dem Weg dorthin Straßen kreuzen. Deshalb ist es wichtig, dass der Mensch das „Leittier" ist! Doch das Pferd entscheidet nicht erst, ob es sich unterordnet, wenn der Mensch auf ihm sitzt. Nein, schon beim Holen aus dem Stall oder von der Koppel, beim Putzen oder Füttern ist für das Pferd die Rangordnung klar. Deshalb müssen die Reitkinder dazu angehalten werden, immer wenn sie bei den Pferden sind – egal, was sie mit dem Pferd machen, aufmerksam zu sein.

> **!** Beim Putzen des Pferdes sind wir mit Allem, was wir sagen oder tun, ganz beim Pferd und nicht bei dem tollen Film von gestern Abend im Fernsehen oder bei dem neuesten Computerspiel.

Für das Aufmerksamkeitstraining besonders geeignet sind Führübungen mit den Pferden (Kap. 4). Das Pferd muss schon den Eindruck haben, dass das Kind genau weiß, wo es jetzt langgehen will und dies auch sehr zielstrebig ausführt. Dann fühlt es sich sicher und folgt dem Kind gern durch einen Parcours. Zögert das Kind und ist sich nicht klar, wo es hinwill, übernimmt das Pferd die Führung.

TIPP

Wir fangen mit kurzen, einfachen Übungen an, z. B.: „Führe Dein Pferd durch die Gasse. Danach bleibe mit ihm stehen und lobe es." Danach steigern wir langsam die Anforderungen, bis das Kind sein Pferd schließlich durch den Parcours oder, natürlich nur in Begleitung Erwachsener, durch den Straßenverkehr führen kann.

Beim Reiten ist es ähnlich. Auch hier ist es wieder wichtig, das Kind dort abzuholen, wo es gerade steht und es nicht mit zu schwierigen Übungen oder Abläufen zu überfordern, um sein Interesse und seine Motivation zu erhalten.

Bei Kindern mit ausgeprägten Konzentrationsstörungen bietet es sich an, eine kurze Übungssequenz (z. B. das Pferd durch ein Slalom zu führen) für die Kinder bedeutsam zu machen, so dass sie motiviert und aufmerksam ihre Aufgabe erledigen: „Stell dir vor, du hast nur diesen einen Versuch und der muss klappen."

Oder: „Jedes gelungene Hindernis bringt Euch zehn Punkte. Wer schafft es, sich in diesem Parcours mindestens fünfzig Punkte zu verdienen?"

Kindergruppen sind sehr motiviert, wenn eine Übung „Wettkampfcharakter" bekommt. Auch die Benutzung von interessantem Material kann zum genauen, sorgfältigen Arbeiten motivieren. Zum Beispiel kann man bei jüngeren Kindern im Vorschul- und Grundschulalter eine kleine Polizeikelle mit den Ampelfarben verwenden, die ein Kind als „Polizist" an einem Haltepunkt hochhält. Die Kinder, die ihr Pferd führen, werden aufgefordert, ihr Pferd genau an der „roten Ampel" anzuhalten und es keinen Schritt weitergehen zu lassen. Das vergrößert die Motivation ungemein und funktioniert richtig gut.

Ausritte kann man gut mit erzählten Phantasiereisen kombinieren. Auch kleine Aufgaben bieten sich an, die Kinder „bei der Stange halten", z. B. das „Gegenteilspiel" (Kap. 6.4) oder kleine Volti-Übungen als „Mutproben". Besonders Jungen zeigen gerne ihre starke und mutige Seite, beweisen sich gerne und sind dann stolz auf sich, wenn man ihren Mut und ihre Geschicklichkeit anerkennt und lobt.

Kommt zu den Aufmerksamkeitsstörungen noch Hyperaktivität dazu, wie z. B. bei einer ADHS, ist es günstiger, wenn sich die Kinder bewegen, bevor sie überhaupt an das Pferd heran gehen.

Zum Beispiel könnten sie einen Wettlauf, einen Bewegungsparcours, Trampolinspringen oder ähnliches machen. Meist sind die Kinder auch gern bereit, eine Arbeit für die Pferde zu machen, z. B. den Auslauf harken oder eine Karre Pferdeäpfel sammeln.

TIPP

Bei der Arbeit mit den Pferden sagen wir den Kindern, dass das Fluchttier Pferd es gerne mag, wenn man sich ruhig bewegt und ruhig spricht, um es nicht zu erschrecken. Weil die Kinder den Pferden gerne etwas Gutes tun, sind sie meistens bereit, sich in ihrer Nähe um ruhigeres Verhalten zu bemühen.

Danksagungen

An dieser Stelle möchte ich allen danken, die mich bei diesem Buch unterstützt haben.

Ein liebevolles Dankeschön an meinen tollen Mann Robert Gerth dafür, dass er an mich glaubt und mir den Rücken für meine Projekte freihält.

Ein ebenso liebevolles Dankeschön an meinen Sohn Carsten und seine Frau Sabrina, die für mich da waren, wenn es Probleme mit Computer und Co. gab, oder ich gute Tipps für die praktische Textgestaltung brauchte.

Noch ein liebevolles Dankeschön für meine Tochter Katrin und ihren Freund Döhli! Auch sie standen mir bei Verständigungsproblemen mit meinem Computer immer hilfreich zur Seite!

Von Katrin stammen die tollen Fotos in diesem Buch, die das Buch entschieden aufgewertet haben! Sie hat endlose Stunden damit zugebracht, das Buch am Computer in die richtige Form zu bringen und stand mir bei meinen vielen Fragen und Problemen in dieser Hinsicht immer mit viel Geduld und mit Rat und Tat zur Seite.

Ein liebes Dankeschön auch an meinen Sohn Jan, der mir gezeigt hat, dass man sich seine Träume mit Durchhaltevermögen und Ideenreichtum erfüllen kann!

Ein liebevolles Dankeschön an meine Lieblingstante Ursula Trunk, die mich aufmuntert und unterstützt und mir auch auf diese Weise dieses Buch-Projekt ermöglicht hat.

Ein liebes Dankeschön für meine tollen Enkel Maximilian, Josefin und Noel, meine Nichten/Neffen und Großnichten/-neffen Noah, Marisa, Isalie, Tamino, Smilla-Melody und Helene, die sich für die Fotos zur Verfügung gestellt haben (und natürlich auch deren Eltern)!

Meine Hochachtung und ein ganz großes Dankeschön für Kirsten Bruchhäuser vom Reiterhof „Maruschka“, die mit ihrer tollen Ausbildung bei mir den Grundstein für diese tolle, respektvolle Art, mit Pferden umzugehen, legte.

Ein herzliches Dankeschön meinem Freund und Lieblingstierarzt, Jens Siebert, der mich zur richtigen Zeit mit den richtigen Pferdeleuten und ihren lehrreichen Weiterbildungen zusammengebracht hat und der meine Pferde mit viel Fachwissen, Kompetenz und Liebe gesund erhält.

Ein ganz großes Dankeschön an Marion Feibig von der Freien Ganztagsschule Neinstedt, die von dem Wert der Kind-Tier-Beziehung weiß und mir mit diesem Arbeitsplatz die vielfältigen Möglichkeiten, Erfahrungen zu machen, geschaffen hat.

Meinem Kollegen Patrick danke ich für seinen Fleiß, seine Umsicht, seine Loyalität, seinen Elan und seine Unterstützung!

Zu guter Letzt möchte ich nicht vergessen, in Dankbarkeit und Liebe meine Kollegen, die Pferde, zu erwähnen, die mit mir gemeinsam diesen Weg bis jetzt gegangen sind: der Warmblüter Shadow, die Haflinger Cora, Dolly, Henry und Spirit, das Kleinpferd Vicky, das Pony Daisy und nicht zuletzt der Noriker Alfons.

Anhang

Verwendete Literatur

Debuse, D. (2015): Hippotherapie. Grundlagen und Praxis. Ernst Reinhardt, München/Basel

DKThR – Deutsches Kuratorium für Therapeutisches Reiten e.V. (2018): Heilpädagogische Förderung mit dem Pferd. In: www.dkthr.de/de/therapeutisches-reiten/heilpaedagogische-foerderung/, 04.05.2018

Gäng, M. (2015): Heilpädagogisches Reiten und Voltigieren. 7. Aufl. Ernst Reinhardt, München/Basel

Gurney, C. (2005): Die Sprache der Tiere. Kosmos, Stuttgart

Klimenta, K. (2018): Von kleinen und großen Kinderängsten. Hoppsala for Family. In: www.hoppsala.de/index.php?menueID=20&contentID=874, 07.05.2018

Stangl, W. (2018): Konzentrationsspanne. Lexikon für Psychologie und Pädagogik. In: http://lexikon.stangl.eu/6553/konzentrationsspanne/, 07.05.2018

Swift, S. (2017a): Reiten aus der Körpermitte. Pferd und Reiter im Gleichgewicht. 4. Aufl. Müller Rüschlikon, Stuttgart

Swift, S. (2017b): Reiten aus der Körpermitte. Perfektion im Sattel. 2. Aufl. Müller Rüschlikon, Stuttgart

Tellington-Jones, L. (2003): Die Linda-Tellington-Jones Reitschule. Kosmos, Stuttgart

Literaturempfehlungen

Aliki (2016): Gefühle sind wie Farben. 18. Aufl. Beltz & Gelberg, Weinheim

Baer, U. (2013): 666 Spiele. Klett, Seelze

Besemer, C. (2001): Mediation: die Kunst der Vermittlung in Konflikten. Stiftung Gewaltfreies Leben, Baden

Biddulph, S. (2001): Das Geheimnis glücklicher Kinder. Heyne, München

Boie, K. (2001): Kirsten Boie erzählt vom Angsthaben. Oetinger, Braunschweig

Deutsche Reiterliche Vereinigung (2014): Richtlinien für Reiten und Fahren, Band 1. FN, Warendorf

Döpfner, M., Frölich, J., Lehmkuhl, G. (2012): Aufmerksamkeitsdefizit-/Hyperaktivitätsstörung (ADHS) (Leitfaden Kinder- und Jugendpsychotherapie, Band 1). Hogrefe, Göttingen

Eschbach, A., Eschbach, M. (2018): Pferdesprache für Kinder. 3. Aufl. Kosmos, Stuttgart

Gäng, M. (2017): Erlebnispädagogik mit dem Pferd. 4. Aufl. Ernst Reinhardt, München

Hoffmann, M. (2012): Reiterrallyes – Reiterspiele. Müller Rüschlikon, Stuttgart

Kaiser, A. (2012): Praxisbuch handelnder Sachunterricht. Band 1. Schneider, Hohengehren

Kinkade, A. (2016): Tierisch gute Gespräche. 5. Aufl. Reichel, Weilersbach

Kinkade, A. (2006): Tierisch einfach. Reichel, Weilersbach

Kupper-Heilmann, S. (1999): Getragenwerden und Einflußnehmen. Psychosozial-Verlag, Gießen

Leitner, W., Ortner, A., Ortner R. (2008): Handbuch Verhaltens- und Lernschwierigkeiten. 7. Aufl. Beltz, Weinheim

Lichtenegger, B. (1999): Ge(h)fühle. Arbeitsmaterial für Schule, Hort und Jugendgruppen. Cornelsen, Berlin

Loose, A.C. (2007): Cavallo-Pädagogik und Cavallo-Therapie – Förderung hoch zu Ross. Richard Pflaum, München

Meier, C., Richle, J. (2017).: Sinn-voll und alltäglich. Verlag Modernes Lernen, Dortmund

Petermann, F., Petermann, U. (2015): Training mit sozial unsicheren Kindern. 11. Aufl. Beltz, Weinheim

Pietrzak, I. (2011): Kinder mit Pferden stark machen. Cadmos, München

Reichel, A., Reichel, R. (2009): Mit Angst, Lust und Aggression leben. Heilsame Gedanken und Methoden zur Erziehung und Beratung. 5. Aufl. Ökotopia, Aachen

Wittmann, S., Hinsch, R. (2010): Soziale Kompetenz kann man lernen. 2. Aufl. Beltz, Weinheim

Kopiervorlagen

Passwort für das Online-Material
Das Passwort zum Öffnen des Online-Zusatzmaterials lautet:
Schatz18Kieh
Bitte geben Sie das Passwort nicht weiter!

Checkliste Gesundheitskontrolle

Checkliste Gesundheitskontrolle:

Beobachte genau und mache bei jedem abgearbeiteten Punkt ein Häkchen.

- Glänzt das Fell des Pferdes? ❑
- Hat das Pferd sein Futter aufgefressen? ❑
- Verhält es sich wie sonst? ❑
- Sind die Augen offen, klar, glänzend und tränen nicht? ❑
- Spielen die Ohren lebhaft? ❑
- Läuft die Nase? ❑
- Hat das Pferd irgendwo offene Wunden? ❑
- Hat das Pferd irgendwo geschwollene, schmerzempfindliche Stellen? ❑
- Hat es Zecken? ❑
- Wieviel Atemzüge macht das Pferd pro Minute? ❑
- Steht das Pferd auf allen vier Beinen? ❑
- Sitzen die Hufeisen fest? ❑
- Sind die Hufe sauber ausgekratzt? ❑

Pferdesprache

PFERDESPRACHE

Ordne jedem Pferdekopf das richtige Verhalten zu:

aggressiv - flehmend - müde - aufmerksam - ängstlich

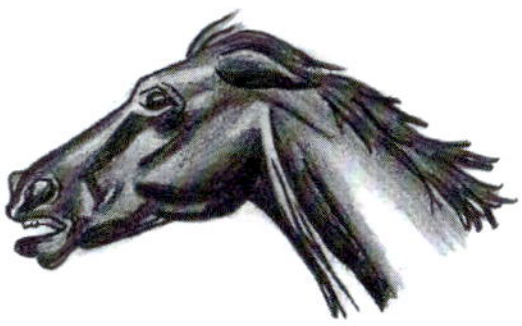

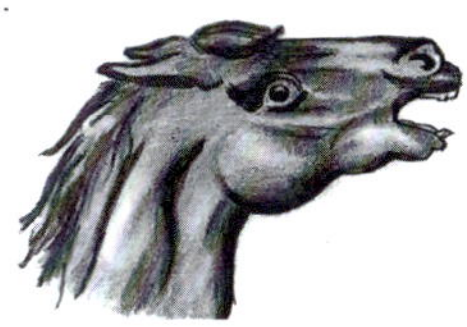

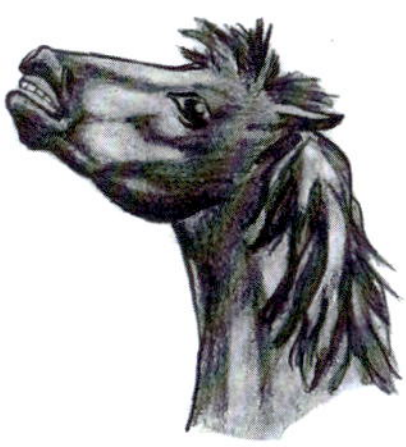

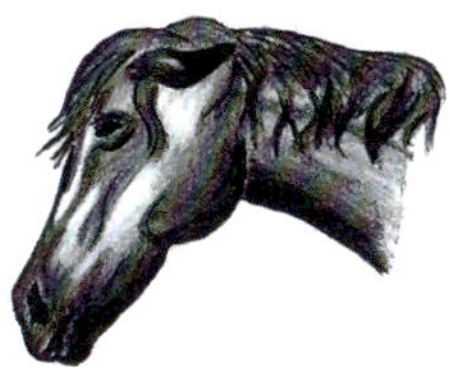

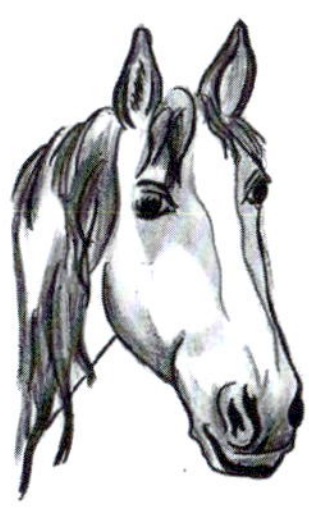

Was braucht ein Pferd zum Glücklich sein?

Was braucht ein Pferd zum glücklich sein?

Schreibe die Antworten unter das Bild und male das Bild danach aus!

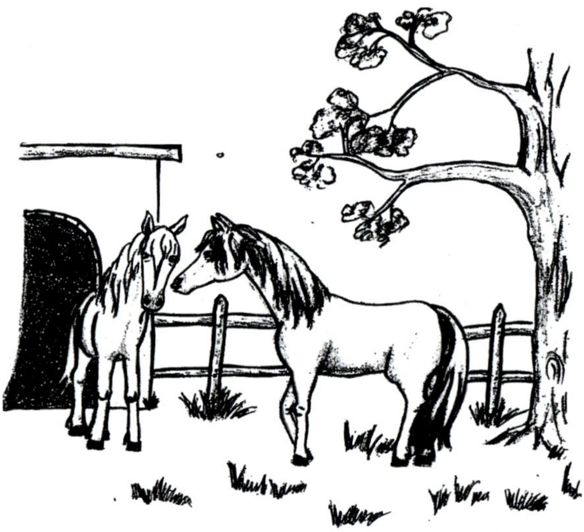

Pferdehaltung

Wo würde sich das Pferd am wohlsten fühlen?

Lies dir den Text durch und kreuze die richtige Haltung an:

Pferde sind Herdentiere, sie wollen nicht allein sein. Sie brauchen für ihr Wohlbefinden den Schutz, die Sicherheit und die Gemeinsamkeit durch die Herde. Dazu gehört, eine Rangordnung herauszubilden, gemeinsam auf Futtersuche zu gehen, sich gegenseitig das Fell pflegen, miteinander zu spielen und zu dösen. Sie sind Bewegungstiere. In der freien Wildbahn laufen sie bis zu 30 km pro Tag. Auch Wärme und Kälte stören sie nicht. Sie lieben es, im Freien zu sein.

Welche der unten gezeigten Möglichkeiten würde ein Pferd sich für sein Leben wünschen?

Kreuze an!

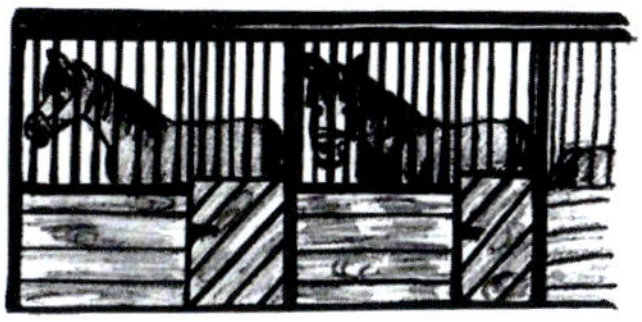

❑ Boxenhaltung

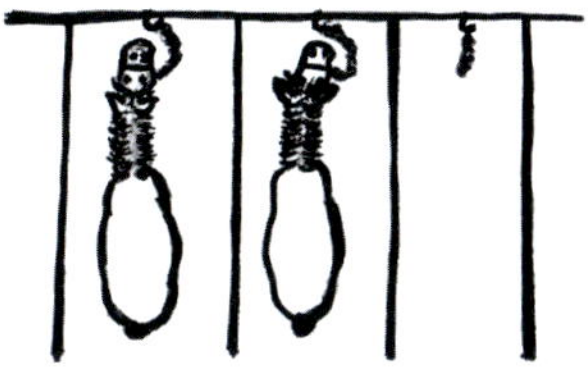

❑ Ständerhaltung

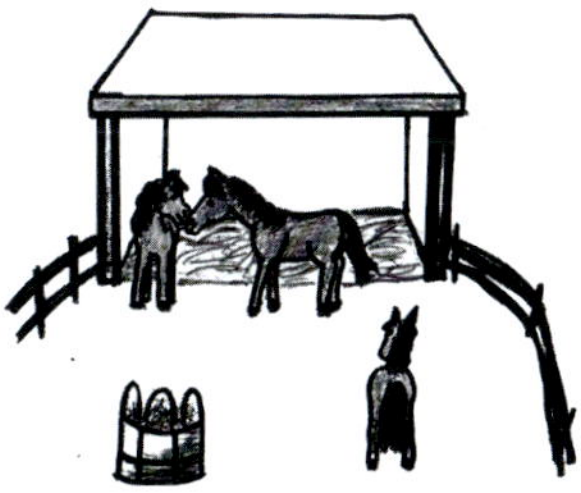

❑ Offenstallhaltung

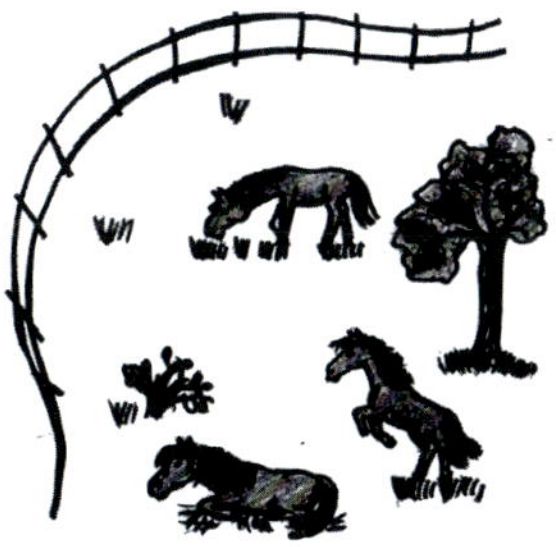

❑ Koppelhaltung

Was fressen Pferde?

Was fressen Pferde?

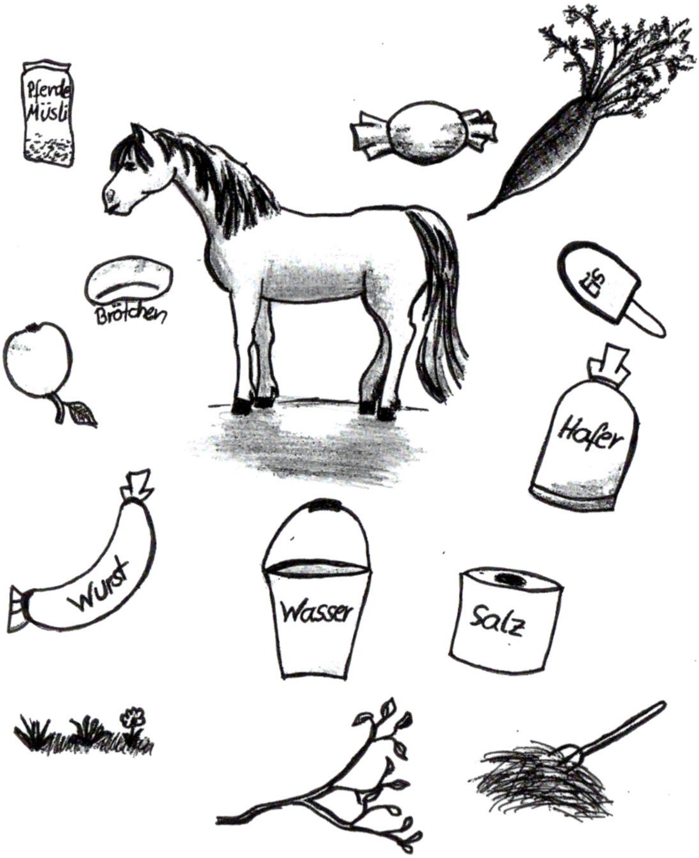

Kreise ein, was ein Pferd fressen darf.

Ausrüstung

Welche Ausrüstungsgegenstände benötigst du zum Reiten und welche das Pferd?

Schneide die Bilder aus und sortiere:

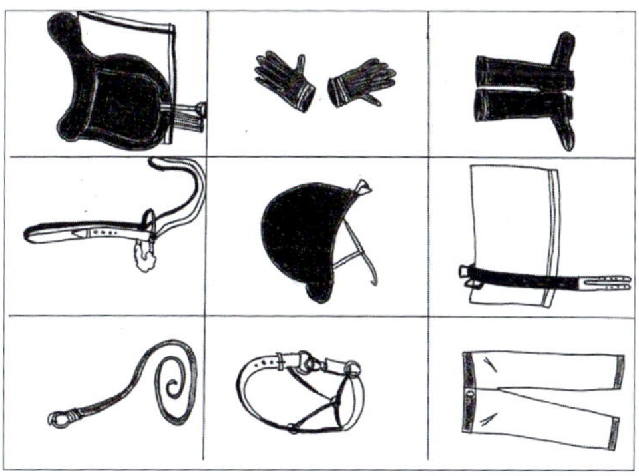

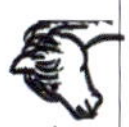

Pflege

Körperpflege für Pferd und ReiterIn

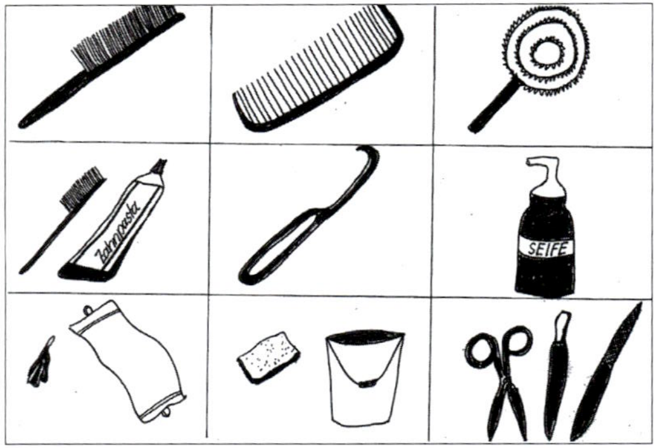

Schneide die Bilder aus und sortiere:

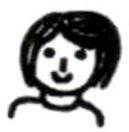

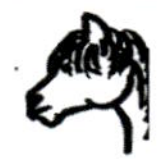

Sattelkunde

Knobelaufgabe Sattelkunde

Setze die fehlenden Buchstaben in die Lücken und setze sie zum richtigen Lösungswort zusammen:

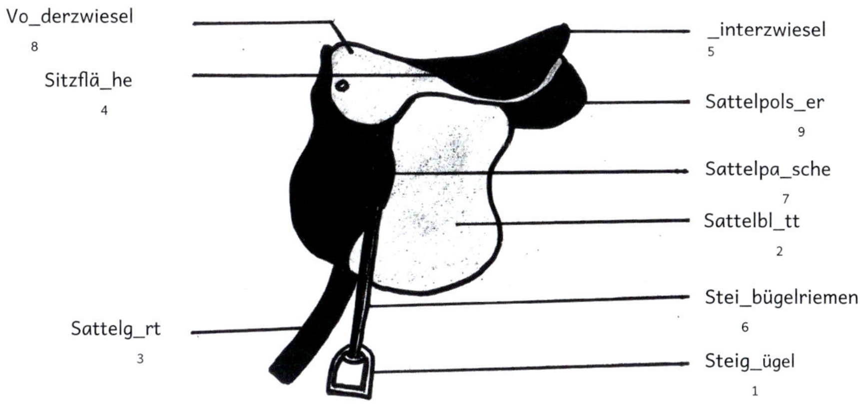

Lösungswort: __ __ __ __ __ __ __ __ __

1 2 3 4 5 6 7 8 9

Bildkarten für den „Notfallkoffer"

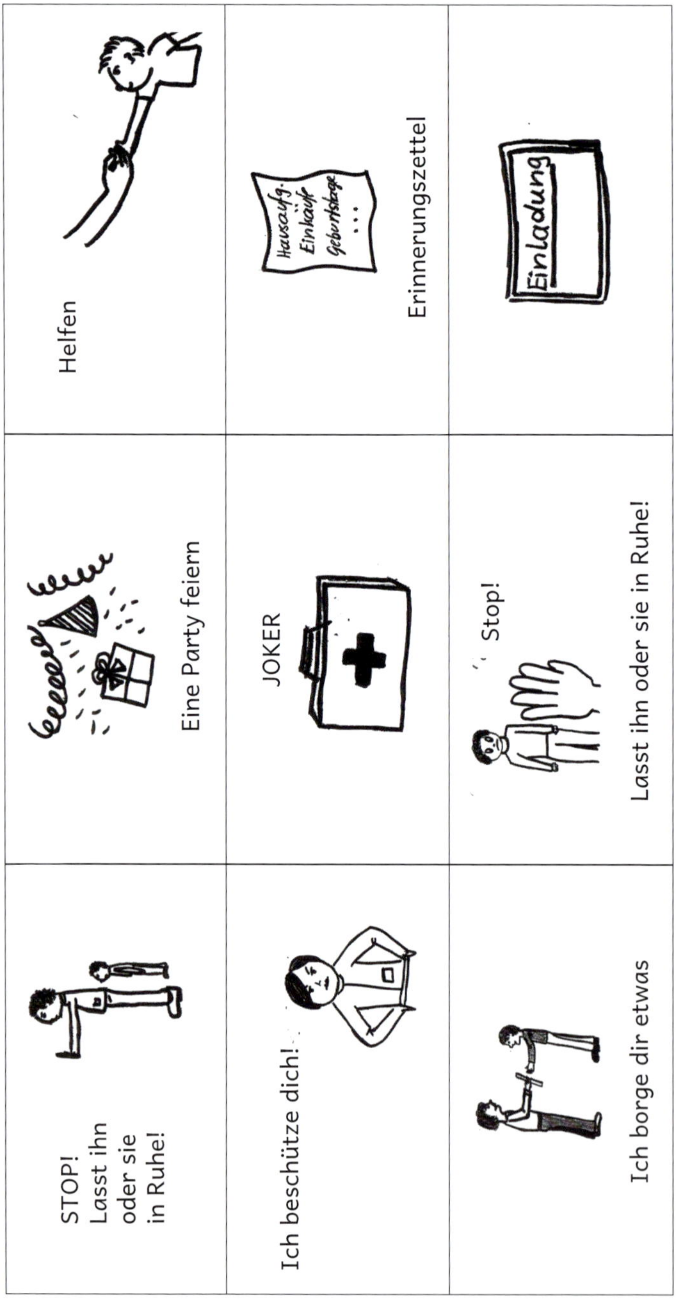
STOP!
Lasst ihn
oder sie
in Ruhe!
Eine Party feiern
Helfen
Ich beschütze dich!
JOKER
Hausaufg.
Einkäufe
Geburtstage
...
Erinnerungszettel
Ich borge dir etwas
Stop!
Lasst ihn oder sie in Ruhe!
Einladung

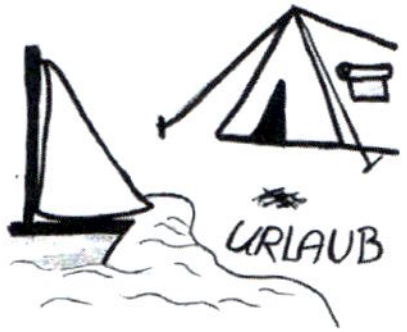

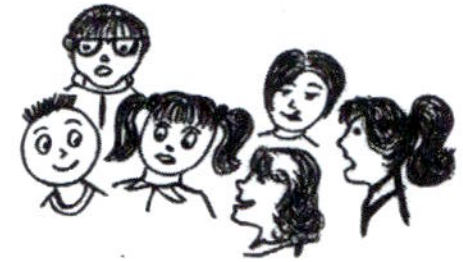

In der Gruppe besprechen

Wir trainieren zusammen

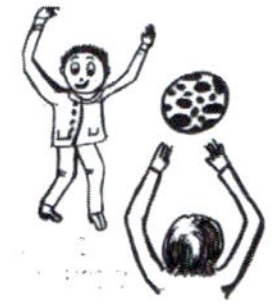

Blumen schenken

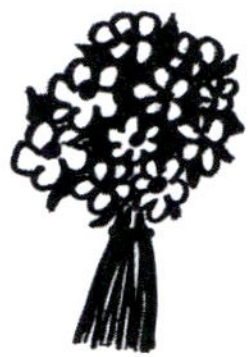

Ich rufe dich an!

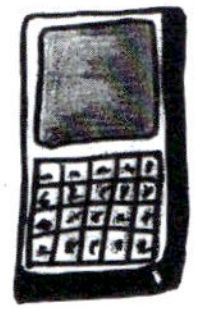

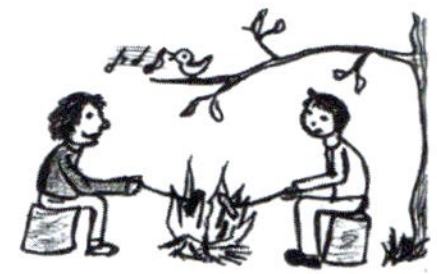

Spaß und Abenteuer

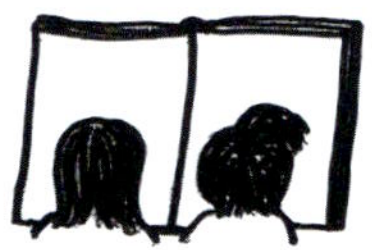

Wir üben zusammen

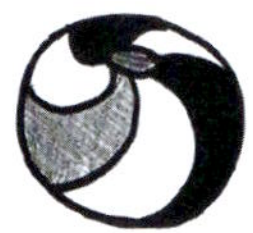

Wir spielen zusammen Fußball!

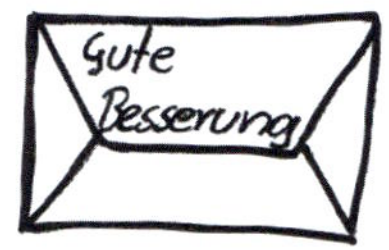

Einen Brief schreiben

Aufgaben-Karten für die Komplimente-Runde, Variante 4

Zähle von jedem deiner Mitreiter eine gute Eigenschaft auf	Umarme dein Pferd sanft, aber herzlich
Zähle von jedem der mitgehenden Pferde eine gute Eigenschaft auf	Tue deinem Pferd etwas Gutes
Streichele und massiere dem Pferd, auf dem du reitest, die Schulter und den Hals	Schwinge gemeinsam mit deinem Mitreiter ein Seil, schüttele ihm durch das Seil „die Hand“
Sage deinem Mitreiter etwas Nettes	Teile deinem Mitreiter mit, was du ihm schenken würdest, wenn du viel Geld hättest
Erzähle deinem Mitreiter, wo du gerne mit ihm Urlaub machen würdest	Erzähle deinem Mitreiter etwas Nettes über einen anderen Mitreiter

Fragen für das Interview-Spiel

Womit spielst du am liebsten?	Welches ist dein Lieblingsbuch?
Welches ist dein Lieblingstier?	Was kannst du besonders gut?
Welche ist deine Lieblings-sportart?	Was wünschst du dir am meisten?
Wie heißen deine besten Freunde?	Was willst du später mal werden?
Was hast du für Hobbys?	Was spielst du mit deinen Freunden am liebsten?

Was machst du am liebsten in der Pause?	Welches ist dein Lieblingslied?
Wo würdest du am liebsten Urlaub machen?	Was kannst du an anderen leiden?
Was isst und trinkst du am liebsten?	Welches ist dein Lieblings-Computerspiel?
Welches ist dein Lieblingsfach?	Was ist dein Lieblingsbuch?
Welche ist deine Lieblings-farbe?	Welches ist dein Lieblingsauto?

Aufgaben-Karten für das Pantomime-Spiel

Schuhe putzen	Auto fahren
Ball spielen	Die Jacke ausziehen und aufhängen
Zähne putzen	Wie ein Vogel fliegen
Pfeil und Bogen schießen	Klavier spielen
Gitarre spielen	Schlagzeug spielen
Äpfel pflücken	Essen umrühren und ab-schmecken

Aufgabenkarten für das Begegnungsspiel

Begrüße dein Pferd, ziehe ihm sein Halfter über!	Gehe so nah an einem Pferd vorbei, wie du es dich traust! Sage ihm vorher Bescheid! Beobachte es dabei.
Begrüße ein Pferd – frage, ob Du es streicheln darfst. Wenn es möchte, dann streichele es.	Stelle dich neben ein Pferd, bei dem du dich wohl fühlst!
Begrüße ein Pferd, dann geh einmal um das Pferd herum. Dann streichele es, wenn es das möchte.	Stelle dich an eine Stelle im Auslauf, an der du dich wohl fühlst!
Zeige deinem Pferd eine Bürste! Bürste ihm das Fell.	Zeige deinem Pferd Seifenblasen.
Zeige deinem Pferd eine Haarbürste! Bürste ihm die Mähne und den Schweif.	Zeige deinem Pferd ein Musikinstrument.

Steckbrief für Kinder und Pferde

Steckbrief für dich:

Name: ______________________

Alter: ______________________

Klasse: ______________________

Lieblingstier: ______________________

Hobbys: ______________________

Worauf ich stolz bin/
was ich besonders gut kann:

____

Drei gute Eigenschaften von dir:

____

____

____

Dein Wunsch an eine gute Fee:

Steckbrief für dein Pferd:

Name: ______________________

Stute: ________ Wallach: ________

Rasse: ______________________

Alter: ______________________

Farbe: ______________________

Worauf das Pferd stolz sein kann/
was es besonders gut kann:

____

Drei gute Eigenschaften des Pferdes:

____

____

____

Was kann ich von ihm lernen:

Rallye

Schließe deine Augen und lasse mit den Händen los, sodass du freihändig auf deinem Pferd sitzt.	H
Lege dich auf den Pferdehals.	U
Reite durch Wasser.	F
Wie viele Beine haben alle Pferde zusammen?	E
Reite einen Slalom.	I
Umarme dein Pferd.	S
Stoppe dein Pferd genau beim nächsten Baum.	E
Trabe zehn Tritte.	N

Muster 1: Rallye für geführte Reiter

Löse eine Rechenaufgabe.	K
Tu' deinem Pferd etwas Gutes.	A
Mache eine Mühle auf deinem Pferd.	R
Strecke die Arme zur Seite und lasse sie kreisen.	O
Lege dich wie ein Mehlsack über den Pferderücken.	T
Strecke die Beine zur Seite und lasse sie kreisen.	T
Beantworte eine Pferdefrage.	E
Mache deinem Nebenmann/deiner Nebenfrau ein Kompliment.	N

Muster 2: Rallye für geführte Reiter

Denk dir eine Voltigierübung aus und zeige sie.	Erzähle einen Witz.
Sage zwei Sätze in Englisch.	Knie dich auf den Rücken deines Pferdes.
Lege dich mit dem Rücken auf dein Pferd.	Mache deinem Pferd eine schöne Frisur.
Benenne drei Körperteile deines Pferdes.	Finde fünf Wörter, die mit dem gleichen Buchstaben beginnen, wie der Name des Pferdes.

Beispiele für eine Schatzsucher-Rallye

Freundschaftsregeln für die Streitkiste

Freundschaftsregeln

1. Habe deinen Freund/deine Freundin gern, so wie er/sie ist!
2. Sucht nach gemeinsamen Ideen und Interessen, die Euch verbinden!
3. Habe Vertrauen und sei selbst vertrauenswürdig!
4. Höre gut zu! Zeige Interesse für Dein Gegenüber!
5. Sei ehrlich, fair und offen!
6. Sei hilfsbereit und unterstützend!
7. Stehe zu deinen Fehlern und entschuldige dich, wenn du im Unrecht bist!
8. Rede nicht hinterm Rücken schlecht über andere Leute!
9. Verurteile oder nörgele nicht!
10. Sage deinem Freund/deiner Freundin immer mal wieder, dass du ihn/sie magst!

Sport und Spiel zu Pferd

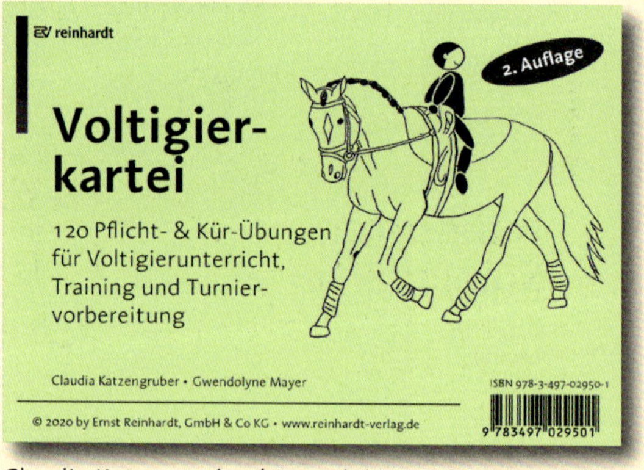

Claudia Katzengruber / Gwendolyne V. Mayer
Voltigierkartei
120 Pflicht- und Kür-Übungen für Voltigierunterricht,
Training und Turniervorbereitung
125 farbige Karten. DIN A6. Mit Kartenschutzhülle in Karteibox.
2., durchgeseh. Auflage 2020. 125 Seiten.
(978-3-497-02950-1) Karten

Voltigieren erfordert höchste Präzision. Um das Voltigiertraining effektiv, innovativ und kreativ zu gestalten, ist es vor allem für angehende TrainerInnen hilfreich, eine Vielzahl an verschiedenen Übungen zur Hand zu haben. Unterstützung bietet hier die Voltigierkartei: Grafiken auf der Vorderseite stellen die Aufgabe anschaulich dar, auf der Rückseite finden sich eine konkrete Beschreibung, mögliche Hauptfehler und Vorübungen.
Alle Übungen orientieren sich am Reglement der FEI und sind farblich nach fünf auf der Erfahrung der Autorinnen basierenden Schwierigkeitsgraden unterteilt. TrainerInnen können sich mit den Karten Übungsabfolgen direkt in der Halle zu einer Kür zusammenstellen, SchülerInnen können sich neue Küren eigenständig erarbeiten. So wird das Voltigiertraining optimal und mit Spaß gelingen!

reinhardt
www.reinhardt-verlag.de